Gerhard Leibold

Arthritis und Arthrose

Ursachen, Symptome, ganzheitliche Behandlung

Dr. Werner Jopp Verlag
Wiesbaden

1., 2., 3., 4., 5. Auflage 1999, 1998, 1997

Die Deutsche Bibliothek – CIP-Einheitsaufnahme

Leibold, Gerhard:
Arthritis und Arthrose : Ursachen, Symptome, ganzheitliche Behandlung / Gerhard Leibold. – Wiesbaden : Jopp, 1997
ISBN 3-926955-96-1

Umschlaggestaltung: Kreativ Design Gerd Aumann, Wiesbaden
Zeichnungen: Brigitte Braun-Dähler, Bad Schwalbach
Druck und Bindearbeiten; Druckerei Fritz Steinmeier, Nördlingen
Printed in Germany

ISBN 3-926955-96-1

Vorwort

Krankheiten der Gelenke, zumal die chronisch verlaufenden, üben einen hohen Leidensdruck aus. Nicht allein die Schmerzen mindern die Lebensqualität, vor allem die Einschränkung der Bewegungsfähigkeit stellt auch eine erhebliche psychische Belastung dar. Viele Menschen lernen den Wert der freien Beweglichkeit leider erst dann wieder richtig schätzen, wenn eine Gelenkerkrankung sie behindert. Dieser psychische Leidensdruck kann so stark werden, daß nicht selten nach langjährigem Krankheitsverlauf der Gedanke an Selbstmord als scheinbar letzter Ausweg aufkommt.

Die Erfolge der Schulmedizin bei Arthritis und Arthrose sind nicht zu leugnen. Starke Arzneimittel lindern bald Schmerzen und Entzündungen, schon nach wenigen Tagen kann eine deutliche Besserung erzielt werden. Aber diese gute Wirkung hat einen hohen Preis: Arzneimittel gegen Gelenkerkrankungen gehören zu denen mit den häufigsten und schwersten Nebenwirkungen, insbesondere dann, wenn sie längere Zeit verabreicht werden müssen. Und Heilung darf man von diesen Medikamenten kaum erwarten, sie unterdrücken vorwiegend die Symptome.

Natürlich wird man dem an starken Schmerzen leidenden Patienten die rasche Linderung seiner Beschwerden durch chemische Arzneimittel kaum vorenthalten. Aber man muß sich stets bewußt bleiben, daß diese Unterdrückung der Symptomatik keine Heilung der Ursachen bedeutet. Die erreicht man nur durch eine ganzheitlich-naturmedizinische Therapie, die das Krankheitsgeschehen an der Wurzel angeht. Dabei muß der Patient auch selbst mitarbeiten, vom bloßen „passiven Objekt“ der Medizin zum aktiven Partner des Therapeuten werden. Das entspricht dem Bedürfnis einer wachsenden Zahl von Menschen, die mehr Eigenverantwortung für ihre Gesundung übernehmen möchten.

An sie richtet sich dieses Buch besonders. Sie lernen hier, wie die verschiedenen Erkrankungen der Gelenke entstehen und woran man sie frühzeitig erkennt. Außerdem erfahren sie, wie die moderne Naturmedizin solche Krankheiten erfolgreich behandelt und was sie selbst dazu beitragen können.

Völlige Heilung kann auch die naturmedizinische Ganzheitstherapie nicht immer versprechen. Aber eine deutliche und anhaltende Besserung vieler Beschwerden erreicht man fast immer, selbst wenn die Gelenkerkrankung schon lange besteht. Die Restbeschwerden, mit denen Sie sich vielleicht abfinden müssen, schränken die Lebensqualität und Lebensgestaltung nicht mehr so stark ein.

Aufbau und Funktionen der Gelenke

Der menschliche Körper enthält über 200 Knochen. Dieses Skelett verleiht ihm festen Halt. In den Gelenken sind die einzelnen Knochenteile beweglich miteinander verbunden. Zusammen mit den Sehnen und Muskeln sind die Gelenke also für die Beweglichkeit des Körpers zuständig.

Der menschliche Körper enthält mehr als 200 Knochen

Gelenkaufbau und -formen

Als *Gelenk* bezeichnet man die Kontaktstelle zwischen einzelnen Knochenstücken, die nicht fest miteinander verwachsen oder unbeweglich verfugt sind. Die beiden Knochenenden eines Gelenks sind mit Knorpel überzogen, der so glatt ist, daß er die Reibung bei Bewegungen vermindert. Das eine, nach außen gewölbte (konvexe) Knochenende bezeichnet man als *Gelenkkopf*. Er paßt genau in das andere, nach innen gewölbte (konkave) Knochenende, das man *Gelenkpfanne* nennt.

Gelenk ist die Kontaktstelle zwischen Knochenstücken

Gelenkkopf

Gelenkpfanne

Die beiden Knochenenden sind durch einen schmalen *Gelenkspalt* voneinander getrennt. In manchen Gelenken (z. B. im Knie), die besonders stark beansprucht werden, befindet sich zwischen den Gelenkenden noch ein Knorpelring *(Meniskus)* oder eine Knorpelscheibe, um die Belastungen federnd abzufangen.

Gelenkspalt

Meniskus

Knochenhaut

Gelenkkapsel

Die einzige durchgehende Verbindung zwischen den beiden Gelenkenden ist die *Knochenhaut*, die sich von Knochen zu Knochen ununterbrochen fortsetzt. Sie bildet um das Gelenk herum die *Gelenkkapsel*, die das Gelenk wie ein Schlauch umgibt, und besteht aus kräftigem, straffem Bindegewebe, das die beiden Gelenkenden zusammenhält. Teilweise wird sie durch straffe Bänder aus Bindegewebe verstärkt, die dem Gelenk zusätzlichen Halt verleihen.

Gelenkschmiere

Die innere Haut der Gelenkkapsel sondert eine Gleitflüssigkeit ab, die „*Gelenkschmiere*". Sie füllt den schmalen Gelenkspalt aus und vermindert (ähnlich wie Schmierfett in einem Gleitlager) die Reibung der Gelenkenden bei Bewegungen. Die ausreichende Absonderung dieser Gleitflüssigkeit hängt mit davon ab, ob man sich genügend bewegt; deshalb gehört Bewegungsmangel zu den Ursachen der vorzeitigen Gelenkabnutzung.

Gelenkformen

Je nach ihren Funktionen weisen die Gelenke verschiedene Formen auf. Danach unterscheidet man hauptsächlich die folgenden Gelenktypen:

- *Flaches Gelenk*, bei dem keine Bewegungen im eigentlichen Sinn möglich sind, sondern nur ein gegenseitiges Verschieben der beiden Gelenkenden; dieser Typ kommt z. B. am Kehlkopf vor.
- *Scharniergelenk*, bei dem sich der walzenförmige Gelenkkopf in einer rinnenförmigen Gelenkpfanne bewegt, z. B. Ellbogen-, Kniegelenk und die Gelenke der Fingerglieder.
- *Sattelgelenk*, bei dem die beiden Gelenkenden sattelförmig gebogen sind, z. B. das Gelenk des Daumens.
- *Eigelenk*, bei dem der Gelenkkopf eiförmig ausgebildet ist und sich in einer entsprechend geformten Gelenkpfanne bewegt; dazu gehören zum Beispiel die Gelenke zwischen dem Hinterhauptsbein und dem 1. Halswirbel sowie die Gelenke der Handwurzelknochen.
- *Drehgelenk*, bei dem sich der zapfenförmige Gelenkkopf in einer ringförmigen Gelenkpfanne dreht, z. B. die Gelenke des 1. und 2. Halswirbels.

- *Kugelgelenk*, bei dem ein kugelförmiger Gelenkkopf sich in der hohlkugelförmigen Gelenkpfanne bewegt, z. B. das Schultergelenk.
- *Nußgelenk*, eine Sonderform des Kugelgelenks, bei dem die Gelenkpfanne über den größten Umfang des Gelenkkopfs hinausgreift, z. B. das Hüftgelenk.

Der Gelenktyp entscheidet maßgeblich mit darüber, wie weit und in welche Richtungen ein Gelenk bewegt werden kann. Darauf kommen wir später bei den Funktionen der Gelenke zurück.

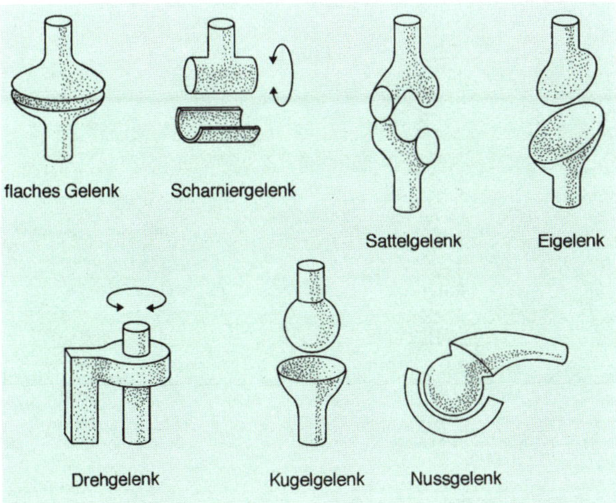

Gelenkformen

Die kleinen Wirbelgelenke

Unterteilung der Wirbelsäule

Die Wirbelsäule setzt sich aus den einzelnen Wirbeln zusammen und wird in folgende Abschnitte unterteilt:

- *Halswirbelsäule* mit 7 Wirbeln, von denen die ersten beiden anders als die übrigen Wirbel aufgebaut sind, weil sie den Schädel tragen und seine Beweglichkeit ermöglichen müssen.

  Brustwirbelsäule mit 12 Wirbeln, von denen die

12 Rippenpaare abgehen, die zusammen mit dem Brustbein den Brustkorb bilden.

- *Lendenwirbelsäule* mit 5 Wirbeln, die das Gewicht des Oberkörpers über das Becken auf die Beine überträgt.
- *Kreuzbein* mit 5 Wirbeln, die miteinander verwachsen und zwischen den Hüftbeinen des Beckens eingekeilt sind.
- *Steißbein* mit 4–5 zusammengewachsenen Wirbeln.

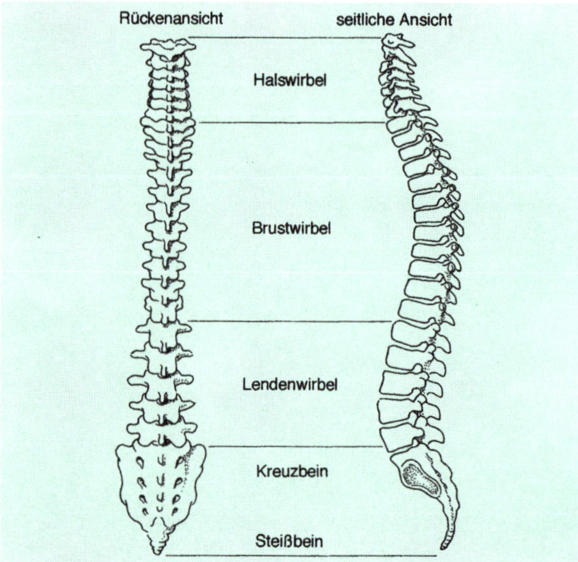

Wirbelsäule

Da die Wirbel von Kreuz- und Steißbein praktisch unbeweglich sind, befinden sich dazwischen keine Bandscheiben. Die restlichen 24 Wirbel der Hals-, Brust- und Lendenwirbelsäule dagegen sind beweglich und deshalb durch die *Bandscheiben* getrennt. Diese Zwischenwirbelscheiben bestehen aus einem inneren, gallertigen, gut verformbaren Kern, der als elastischer Puffer die Belastungen abfängt; umgeben ist er vom fasrigen äußeren Knorpelring. Bei allen Bewegungen der Wirbelsäule verformt sich die Band-

Bandscheiben

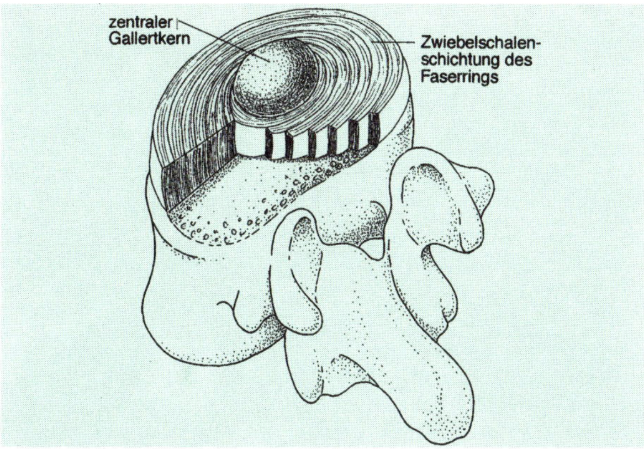

Bandscheibe

scheibe, um den Druck abzufedern und gleichmäßiger zu verteilen.

Die ersten.beiden Halswirbel sind etwas anders als die restlichen Wirbel geformt, das ergibt sich aus den anatomischen Besonderheiten am Übergang zum Schädel. Zwischen dem Hinterhauptsbein des Schädels und dem 1. Halswirbel befindet sich ein Eigelenk, bei den Gelenken des 1. und 2. Halswirbels handelt es sich um Drehgelenke. Diese beiden Gelenkformen erlauben die freie Beweglichkeit des Kopfs zur Orientierung in der Umgebung.

Die ersten 2 Halswirbel sind anders geformt

Die restlichen Wirbel sind alle nach dem gleichen Prinzip gestaltet. Das tragende Element jedes Wirbels bildet der kompakte knöcherne *Wirbelkörper*. Von ihm geht nach hinten der *Wirbelbogen* ab, der das *Wirbelloch* umschließt. Aus der Gesamtheit aller Wirbellöcher entsteht der *Wirbelkanal*, in dem das Rückenmark verläuft. Durch kleine Öffnungen seitlich in den Wirbelbögen gehen paarweise rechts und links die Nerven ab, die Befehle aus dem Gehirn zum Körper und umgekehrt Informationen aus dem Körper zum Gehirn leiten.

Wirbelkörper

Wirbelbogen

Wirbelloch

Wirbelkanal

Hinten am Wirbelbogen befindet sich der nach unten gerichtete *Dornfortsatz*, den man von außen als Grat am Rücken erkennen und tasten kann. Zusammen mit den beiden *Querfortsätzen*, die rechts und links vom

Dornfortsatz

Querfortsatz

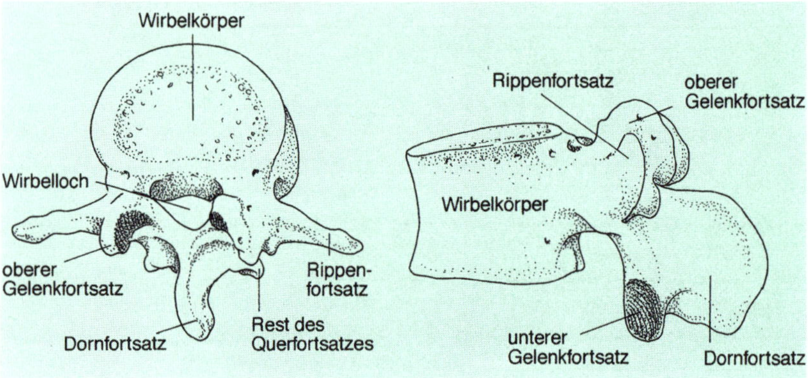

Wirbel, schematisch

Wirbelbogen abgehen, verankert der Dornfortsatz die Wirbelsäule im umgebenden Gewebe, vor allem in der Muskulatur.

Gelenkfortsätze

Die gelenkige Verbindung zwischen den Wirbeln, die gemeinsam mit den Bandscheiben die Beweglichkeit der Wirbelsäule gewährleistet, entsteht durch die *Gelenkfortsätze*. Diese befinden sich am Wirbelbogen neben den Querfortsätzen. Ein Wirbelgelenk besteht jeweils aus den miteinander verbundenen Gelenkfortsätzen zweier Wirbel, die übereinander angeordnet sind.

Gelenkflächen für die Rippenpaare

An den 12 Brustwirbeln gibt es als Besonderheit noch zusätzliche Gelenkflächen für die Rippenpaare. Diese gelenkige Verbindung zwischen Brustwirbeln und Rippen ist vor allem für die Bewegungen des Brustkorbs beim Atmen wichtig.

Beweglichkeit

Die Gelenke und Bandscheiben der Brustwirbel lassen nur eine geringe Beweglichkeit dieses Wirbelsäulenabschnitts zu. Die Hals- und Lendenwirbel dagegen sind gut gegeneinander beweglich, weil man damit viel mehr Streck- und Beugebewegungen, im Halswirbelbereich auch Drehbewegungen des Kopfs ausführt.

Inhaltsverzeichnis

Funktionen der Gelenke

Aufgabe der Gelenke ist, die Beweglichkeit zu ermöglichen

Die Aufgabe der Gelenke besteht darin, die Beweglichkeit der gelenkig miteinander verbundenen Knochenteile zu ermöglichen. Wie weit ein Gelenk bewegt werden kann, hängt zunächst von der Weite seiner Gelenkkapsel ab. Bei Gelenken, die von einer straffen Kapsel umgeben sind, besteht nur eine geringe Beweglichkeit (Exkursionsweite); dafür sind sie aber stabiler und weniger anfällig für Verletzungen. Andere Gelenke dagegen besitzen eine weitere Gelenkkapsel und damit auch mehr Bewegungsmöglichkeiten.

Der andere Faktor, der die Beweglichkeit eines Gelenks bestimmt, ist seine Form. Die verschiedenen Gelenktypen lassen sich zum Teil nur wenig, teils aber auch ausgiebig in mehrere Richtungen bewegen. Das bezeichnet man als den *Freiheitsgrad der Gelenke.*

Freiheitsgrad der Gelenke

Unterschieden werden danach folgende Gelenkarten:

- *Gelenke mit 1 Freiheitsgrad*, vor allem die Scharnier- und Drehgelenke, die eine Beugung und Streckung oder eine Rotation zulassen; sie können also immer nur in einer Ebene bewegt werden.
- *Gelenke mit 2 Freiheitsgraden*, z. B. Ei- und Sattelgelenke, ermöglichen die Bewegung in 2 Richtungen, das bedeutet Beugung, Streckung und gleichzeitig Rotation.
- *Gelenke mit 3 Freiheitsgraden*, auch als „freie“ Gelenke bezeichnet, lassen sich in 3 Richtungen bewegen, beispielsweise die Kugelgelenke; sie können nicht nur Drehung, Beugung und Streckung ausführen, sondern erlauben überdies noch die Hinführung eines Glieds zum Körper und seine Wegführung.

Die Freiheitsgrade der einzelnen Gelenke sind immer genau auf die Funktionen abgestimmt, die von den gelenkig miteinander verbundenen Körperteilen zu erfüllen sind. Mehr als 3 Freiheitsgrade kann kein Gelenk besitzen.

Zusammenarbeit mit Muskeln und Sehnen

Allein die gelenkige Verbindung zwischen 2 Knochenteilen ermöglicht natürlich noch keine Bewegungen. Dazu müssen erst Kräfte erzeugt und auf die Knochen übertragen werden. Dafür sind die Muskeln und Sehnen zuständig.

Über 500 Muskeln im Körper

Im menschliche Körper befinden sich über 500 einzelne Muskeln. Kennzeichnend für das Muskelgewebe ist seine Fähigkeit, sich unter Energieverbrauch zusammenzuziehen; dadurch verkürzt sich der Muskel und führt zur Bewegung. Nach dem mikroskopisch erkennbaren Aufbau des Muskelgewebes unterscheidet man die folgenden Arten:

- *Quergestreifte Skelettmuskulatur*, bei der man die typische Streifung erkennt; diese Muskeln werden willkürlich bewegt und sind für Bewegung und Körperhaltung zuständig.

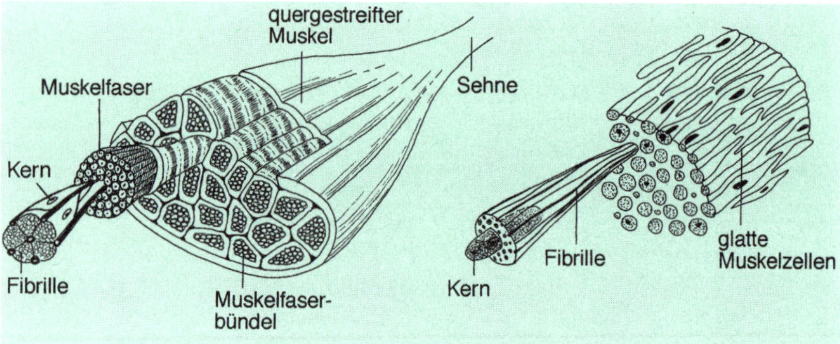

- *Glatte Eingeweidemuskulatur* ohne Streifung, die sich in den inneren Hohlorganen (wie Magen, Darm, Gallenblase) befindet; sie kann willentlich nicht beeinflußt werden, ihre Funktionen steuert autonom das vegetative Nervensystem.

Herzmuskel

Eine Sonderstellung nimmt der *Herzmuskel* ein, denn er besteht zwar aus quergestreifter Muskulatur, kann aber nicht willkürlich bewegt werden.

Für die Bewegungen in den Gelenken ist ausschließlich die Skelettmuskulatur zuständig. Jeder dieser Muskeln besteht aus 0,01–0,1 mm starken und bis zu 40 mm (einige bis 120 mm) langen *Muskelfasern*. Je nach seiner Dicke werden unterschiedlich viele dieser Fasern zu einem Muskel zusammengefaßt. Eine straffelastische Hülle umgibt den Muskel.

Skelettmuskulatur ist für die Bewegungen in den Gelenken zuständig

Muskelfasern

An jedem Skelettmuskel unterscheidet man Kopf und Schwanz, das heißt die beiden Enden. Dazwischen befindet sich der Bauch, der sich bei der Zusammenziehung des Muskels verdickt; bei größeren Muskeln ist der Bauch oft nochmals durch Sehnen unterteilt. Einige kräftige Muskeln der Gliedmaßen besitzen 2 (Bizeps), 3 (Trizeps) oder 4 (Quadrizeps) Muskelköpfe, von denen die Sehnen zu den Knochen ausgehen.

Jeder Skelettmuskel hat 2 Enden

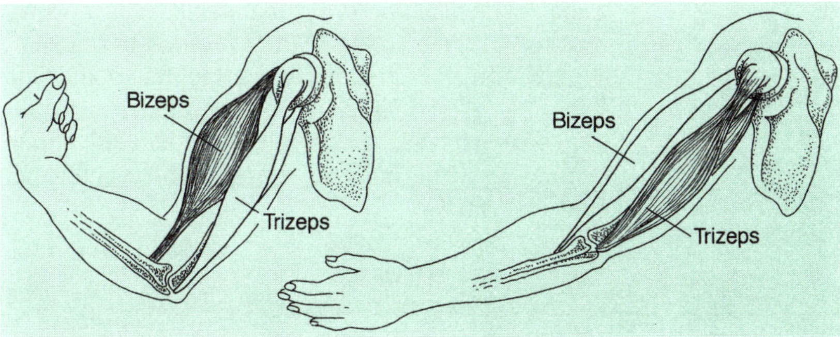

Bizeps und Trizeps

Die quergestreifte Skelettmuskulatur leistet mechanische Arbeit und ermöglicht die Bewegungen der gelenkig miteinander verbundenen Knochenteile. Dazu zieht sich der Muskel unter Verkürzung und Verdikkung *(Kontraktion)* zusammen. Die dafür notwendige Energie wird in der Muskelzelle aus den mit dem Blut zugeführten Nahrungsbestandteilen hergestellt und verwertet. Als Endprodukt dieses Stoffwechselvorgangs entsteht unter anderem Milchsäure in den Muskelzellen. Sie führt zur Ermüdung der Muskulatur, bei Überanstrengung trägt sie mit zum Muskel-

Kontraktion

Milchsäure

kater bei. Nach geleisteter Arbeit erschlafft der Muskel wieder.

Grundspannung

Die gesamte Skelettmuskulatur steht dauernd unter einer gewissen Grundspannung *(Tonus)*. Sie sorgt auch in Ruhe dafür, daß die Knochenteile miteinander in Verbindung bleiben. Außerdem trägt dieser Muskeltonus maßgeblich mit zur Körperhaltung bei.

Sehnen

Die Kraftübertragung von den Muskeln auf die gelenkig miteinander verbundenen Knochen erfolgt durch die *Sehnen*. Das sind straffe, aus Bindegewebe bestehende Strukturen, die sich bei Zug in Längsrichtung dehnen. Ihre Fixierung an den Knochen bezeichnet man als *Ansatz* und *Ursprung des Muskels*.

Verbindung mit den Knochen

Die meisten Skelettmuskeln sind mit einer Sehne des Kopfs und Schwanzes an den Knochen befestigt. Besitzt ein Muskel mehrere Köpfe, gehen davon entsprechend mehr Sehnen zu den Knochen ab.

Sehnenscheiden

Lange Sehnen laufen zum Teil durch Kanäle aus Bindegewebe, die man als *Sehnenscheiden* bezeichnet. Sie sind mit einer glatten Haut ausgekleidet, die eine Gleitflüssigkeit (ähnlich der Gelenkschmiere) absondert. Die Sehnenscheiden geben den langen Sehnen seitlich besseren Halt und verringern die Reibung bei Bewegungen.

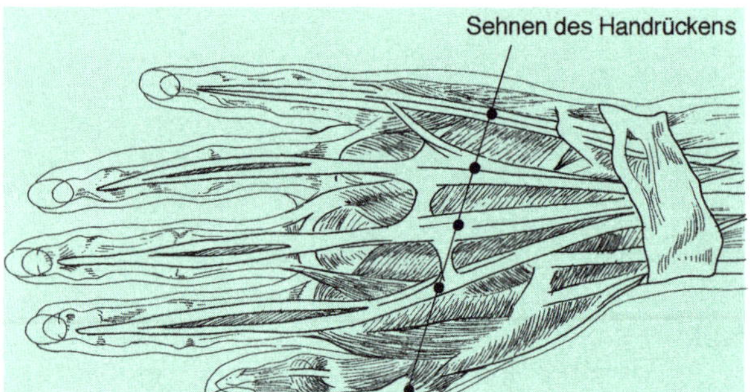

Sehnenscheiden

Schleimbeutel

An Körperteilen, wo sich Knochen und Muskeln oder Sehnen bei Bewegungen gegeneinander verschieben, befinden sich als Polster die bindegewebigen *Schleimbeutel*. Hauptsächlich kommen sie in der Nähe von

Gelenken vor, um die Reibung bei Bewegungen zu vermindern, teilweise stehen sie mit dem Gelenkinneren in Verbindung. Gefüllt sind die Schleimbeutel mit einer Flüssigkeit, die der Gelenkschmiere ähnelt.

Entzündliche Krankheiten der Gelenke

Verschiedene Ursachen

Die Gelenkentzündung entsteht aus verschiedenen Ursachen, oft handelt es sich dabei um eine rheumatische Krankheit. Sie kann nur ein Gelenk oder gleichzeitig mehrere Gelenke betreffen; bei rheumatischen Entzündungen „wandern" die Beschwerden durch den Körper, betreffen also nacheinander verschiedene Gelenke. Weit verbreitet ist auch die Gicht, eine Form der Arthritis mit Störung des Harnsäurestoffwechsels, die in eindeutigem Zusammenhang mit der üblichen „Luxusernährung" in den westlichen Industrienationen steht.

Gicht

Frühzeitige fachliche Therapie

Alle Entzündungen an Gelenken erfordern frühzeitige fachliche Therapie. Nur dann kann verhindert werden, daß es zu bleibenden Schäden (v. a. Arthrosen) kommt. In schweren Fällen sind einleitend durchaus starke chemische Arzneimittel angezeigt, deren mögliche Nebenwirkungen in Kauf genommen werden müssen. Nach Besserung soll dann aber auf Heilverfahren der Naturmedizin umgestellt werden, die gegen die Ursachen wirken und auch bei längerem Gebrauch gut verträglich bleiben.

Naturheilverfahren

Formen der Arthritis

Es gibt unterschiedliche Formen der Gelenkentzündung. Manche beginnen akut und heilen bald wieder ab, andere verlaufen von Anfang an chronisch und können kaum noch geheilt, sondern nur gebessert werden. Außerdem gibt es einige Sonderformen, die bereits im jugendlichen Alter oder als Begleiterscheinung anderer Krankheiten entstehen.

Die einfache Gelenkentzündung

Plötzlicher Beginn

Diese Form der Arthritis beginnt plötzlich und betrifft meist nur 1–2 Gelenke, bevorzugt die größeren an Hüfte, Knie und Schulter, die besonders starken mechanischen Belastungen ausgesetzt sind.

Ursachen oft unklar

Die Ursachen lassen sich nicht immer sicher ermitteln, in unklaren Fällen muß man oft von Gelenkrheuma ausgehen. Eindeutig nachweisbare Ursachen sind Verletzungen des Gelenks mit Infektion und Knochenmarkentzündung oder Knochentuberkulose, die auf das Gelenk übergreifen können. Zum Teil ging der Entzündung auch eine mechanische Überbelastung des Gelenks voraus.

Symptome

Als Symptome treten akute Gelenkschmerzen auf, die sich allmählich verschlimmern können. Die betroffenen Gelenke sind angeschwollen, gerötet und heiß, ihre Beweglichkeit ist eingeschränkt. Wenn eine Infektion vorliegt, kommt Fieber hinzu, dem Schüttelfrost vorausgehen kann.

Behandlung

Durch entzündungshemmende Arzneimittel, bei bakteriellen Infektionen zum Teil auch Antibiotika, läßt sich die einfache Arthritis meist bald beseitigen. Allerdings bedeutet das nach praktischer Erfahrung nicht unbedingt die völlige Heilung der Erkrankung. Nicht selten täuschen die chemischen Medikamente durch Unterdrückung der Symptome nur für einige Zeit scheinbare Heilung vor. Später kommt es dann immer wieder zu Rückfällen mit schubweise erneut auftretender Entzündung oder Eiterung des Gelenks. Allmählich wird dadurch der Gelenkknorpel zerstört und das ganze Gelenk deformiert.

Chemische Therapie stets durch Naturheilverfahren ergänzen

Deshalb soll eine Therapie mit chemischen Arzneimitteln stets durch Naturheilverfahren ergänzt werden, die auch nach Verschwinden der Symptome noch einige Zeit weiter angewendet werden müssen. Nur das gewährleistet, daß die Krankheitsursachen beseitigt werden können.

Akute Polyarthritis

Schwere Krankheit, die mehrere Gelenke betrifft

Diese schwere Krankheit betrifft mehrere Gelenke und kann bei unsachgemäßer Therapie Monate dauern, ja sogar tödlich enden. Das Risiko ernster Komplikationen liegt so hoch, daß praktisch immer der Einsatz von Antibiotika angezeigt ist. Im Einzelfall muß zunächst in der Klinik behandelt werden.

Ursachen der Entzündung

Zweitkrankheit

Die akute infektiöse Polyarthritis versteht man heute als eine Zweitkrankheit. Das heißt, sie tritt erst als Komplikation nach einer vorangegangenen Infektion mit der Bakterienart Streptokokken auf, besonders oft nach Mandelentzündungen und Scharlach, die durch solche Bakterien hervorgerufen werden. Kinder erkranken wesentlich häufiger als Erwachsene an der auch als *rheumatisches Fieber* bezeichneten Krankheit.

Rheumatisches Fieber

Die Streptokokken-Infektion allein scheint allerdings noch nicht zur akuten Polyarthritis zu führen. Vielmehr nimmt man heute an, daß sich im Verlauf der Infektion zunächst eine allergische Überempfindlichkeit des Bindegewebes gegen die Stoffwechselprodukte der Bakterien entwickeln muß, ehe es zu Gelenkentzündungen kommen kann, überdies spielt wahrscheinlich noch ein unklarer Rheumafaktor (s. S. 58) eine Rolle. Restlos geklärt ist die Entstehung der akuten Polyarthritis jedenfalls noch nicht.

Allergische Überempfindlichkeit

Symptome und Komplikationen

1–3 Wochen nach einer Streptokokken-Infektion

In typischen Fällen beginnt die akute Polyarthritis etwa 1–3 Wochen nach einer Infektion mit Streptokokken. Diese Infektionskrankheit erscheint abgeheilt und verursacht keinerlei Symptome mehr. Man nimmt an, daß sich in der 1–3wöchigen Phase ohne Beschwerden die allergische Überempfindlichkeit gegen die bakteriellen Stoffwechselprodukte ausbildet, die dann eine akute Gelenkentzündung erst ermöglicht.

Fieber tritt nicht immer auf

Nach der beschwerdefreien Phase setzt die Polyarthritis akut ein. Sie kann zu höherem Fieber führen, aber das muß nicht in jedem Fall auftreten (die Bezeichnung rheumatisches Fieber ist deshalb nicht immer korrekt). Vor allem an den mittleren und großen Gelenken kommt es zu starken Schmerzen mit Rötung und Anschwellung. Diese Gelenkbeschwerden bestehen an den einzelnen Gelenken nur flüchtig, „wandern" aber durch den gesamten Körper und betreffen nacheinander verschiedene Gelenke.

Gelenkschmerzen mit Rötung

Allgemeinsymptome

Als Allgemeinsymptome kommen Mattigkeit und unterschiedlich starkes Krankheitsgefühl, Kopfschmerzen, Frösteln, Schweißausbruch, Appetitmangel und Unruhe hinzu. Gelegentlich kann flüchtig ein blasser Hautausschlag entstehen, hauptsächlich bei Kindern. Seit einiger Zeit beobachtet man häufiger larvierte (verborgene) Formen der akuten Polyarthritis. Dabei entwickeln sich die oben beschriebenen Symptome nur teilweise und in schwächerer Form, was die zuverlässige Diagnose erschwert. Aber auch solche milden Verlaufsformen dürfen nie auf die leichte Schulter genommen werden.

Häufige Komplikationen

Komplikationen treten bei der akuten Polyarthritis recht oft auf. Besonders gefürchtet sind Entzündungen des Herzmuskels oder der Herzinnenhaut, die schlimmstenfalls tödlich enden. Außerdem können Rippenfell- und Bauchfellentzündungen die Krankheit komplizieren und verlängern.

Antibiotika können das Leben retten

Naturheilverfahren

Die frühzeitige Behandlung der Erstkrankheit durch Streptokokken kann oft verhindern, daß als Spätfolge eine akute Polyarthritis entsteht. Trotz aller Vorbehalte gegen Antibiotika sollte bei einer solchen Infektionskrankheit darauf nicht verzichtet werden, sie können das Leben retten.
Da jedoch nicht allein die Infektion für die akute Gelenkentzündung verantwortlich ist, muß darüber hinaus versucht werden, durch fachlich verordnete Naturheilverfahren der allergischen Überempfindlichkeit des Bindegewebes vorzubeugen oder sie rechtzeitig wieder zu normalisieren. Das ist auch dann als Basistherapie notwendig, wenn bereits eine akute Polyarthritis besteht, um die anderen Heilverfahren zu unterstützen.

Primär chronische Polyarthritis

Verläuft von Anfang an chronisch

Auch diese entzündliche rheumatische Krankheit betrifft mehrere Gelenke gleichzeitig. Von den anderen Entzündungen unterscheidet sie sich vor allem dadurch, daß sie von Anfang an chronisch verläuft.

Verbreitung und Ursachen

Häufigste entzündliche rheumatische Gelenkerkrankung

Geschlechterverteilung

Die primär chronische Polyarthritis, kurz PCP, gilt als die häufigste entzündliche rheumatische Gelenkerkrankung. Sie kann in jedem Lebensalter beginnen, auch schon bei Jugendlichen. Bevorzugt tritt sie aber im mittleren Lebensalter (4./5. Lebensjahrzehnt) erstmals auf. Als chronisches Leiden dauert PCP meist lebenslang, kann nur gebessert und gehemmt, aber oft nicht mehr vollständig geheilt werden.
Frauen im mittleren Lebensalter erkranken etwa 3mal häufiger als Männer daran. Mit zunehmendem Alter gleicht sich dieser Geschlechtsunterschied aber aus, alte Männer sind dann ebenso oft wie Frauen der gleichen Altersgruppe betroffen. Die Gründe für den Unterschied zwischen den Geschlechtern sind noch nicht sicher bekannt, vermutlich spielen dabei hor-

monelle Einflüsse (vielleicht die Wechseljahre der Frau) eine wesentliche Rolle.

Kommt familiär gehäuft vor

Außerdem fällt auf, daß PCP familiär gehäuft vorkommt. Das weist darauf hin, daß eine erbliche Veranlagung dazu vorliegt. Allerdings muß diese nicht immer tatsächlich zur Erkrankung führen, sondern kann auch ein Leben lang „stumm" bleiben.

Ungeklärte Ursachen

Die Ursachen der PCP sind immer noch nicht genau geklärt. Eine Infektion als Auslöser der Krankheit wird zwar vermutet, konnte jedoch nicht sicher nachgewiesen werden. Störungen der körpereigenen Abwehrfunktionen deuten darauf hin, daß die Grundursache eine Autoimmunkrankheit ist; dabei bildet das Immunsystem Abwehrstoffe gegen körpereigenes Gewebe, bei PCP also gegen die Gelenkstruktur. Wie solche Autoimmungvoränge entstehen, ist bislang aber auch noch nicht genau bekannt; vielleicht spielt dabei die eingangs erwähnte Infektion eine Rolle.

Grundursache könnte eine Autoimmunkrankheit sein

Möglich sind auch unreife Zellverbände

Darüber hinaus diskutiert man, ob bei PCP kurzlebige unreife Zellverbände entstehen, die aggressiv die Gelenkstruktur zerstören können. Für diese Theorie, die ebenfalls nicht sicher genug bewiesen wurde, spricht vor allem die Beobachtung, daß Patienten jahrelang an Arthritis leiden können, ohne daß der Gelenkknorpel dadurch angegriffen wird, während andere, bei denen keine oder nur eine leichte Arthritis besteht, schon bald von schweren Gelenkzerstörungen betroffen werden.

Es gibt zur PCP also unterschiedliche theoretische Vorstellungen, die alle mehr oder minder wahrscheinlich klingen. Zufriedenstellen können sie bisher alle nicht ganz. Vermutlich wird man PCP als eine Allgemeinkrankheit verstehen müssen, die sich vorwiegend auf die Gelenke auswirkt und wahrscheinlich durch mehrere Faktoren entsteht.

Vermutlich eine Allgemeinkrankheit

Ursachen für Verschlimmerungen

Wenn sie erst einmal begonnen hat, wird der weitere Krankheitsverlauf vor allem noch durch starke körperliche, teilweise auch seelische Belastungen, feuchtkaltes Klima und bei Frauen wohl auch durch hormonelle Veränderungen während der Wechseljahre verschlimmert.

Typische Frühwarnzeichen

Eine primär chronische Polyarthritis beginnt nicht von heute auf morgen. Bei über 80 % der Betroffenen setzt sie schleichend mit jahrelangen Frühwarnzeichen ein.

Unklare Symptome

Typisch für diese Vorboten ist, daß es sich um unklare Symptome handelt, die in der Regel so mäßig auftreten, daß die Betroffenen sie kaum beachten.

Mögliche Frühwarnzeichen

Bei folgenden Beschwerden muß an PCP-Frühwarnzeichen gedacht werden:

- Häufig oder ständig leicht erhöhte Körpertemperatur (etwa um 37,5 Grad) ohne erkennbare Anzeichen einer ursächlichen Infektionskrankheit.
- Chronische Abgespanntheit mit auffälliger Neigung zum stärkeren Schwitzen.
- Unangenehmes Kälte- und Spannungsgefühl in Gelenken, bevorzugt in den Händen.
- Manchmal auch leichter Muskelschwund, hauptsächlich in der Nähe von Gelenken.

Alle diese unklaren Symptome können natürlich auch auf eine andere Gesundheitsstörung hinweisen. Das muß durch baldige fachliche Untersuchung abgeklärt werden, nach deren Befunden sich die Therapie richtet.

Sofort naturmedizinische Behandlung

Beim Verdacht auf beginnende PCP kann sofort mit einer naturmedizinischen Behandlung begonnen werden, um den Ausbruch der Erkrankung zu verzögern, vielleicht sogar zu verhindern.

Symptome und Verlauf

PCP kann jedes Gelenk betreffen

Nach dem jahrelangen unklaren Vorstadium beginnt die eigentliche PCP. Sie kann grundsätzlich jedes Gelenk im Körper betreffen. Besonders häufig entsteht sie aber an den Gelenken von Schulter, Ellbogen, Hüfte, Knie, Vorderfuß und am Sprunggelenk; sehr oft sind überdies die Hand- und Fingergelenke mit erkrankt. Bei Jugendlichen beginnt die Krankheit besonders häufig an einem Kniegelenk.

Typische Symptome

Typische Symptome der PCP sind Schmerzen in den Gelenken, Verdickung der Gelenkkapseln mit Schwellungen sowie eingeschränkte Beweglichkeit. Zunächst dauern diese Symptome meist nur kurze Zeit, kehren dann aber in Schüben immer wieder zurück.

Gelenksteifigkeit am Morgen

Zwischen den einzelnen Krankheitsschüben besteht vor allem die charakteristische Steifigkeit der Gelenke am Morgen. Sie dauert mindestens 15 Minuten und tritt immer wieder auf, aber nicht unbedingt jeden Morgen.

Neben dem Verlauf in Schüben gibt es auch den chronisch fortschreitenden Krankheitsverlauf. Dabei lassen die Beschwerden nicht zwischendurch immer wieder nach, sondern bestehen dauernd und verschlimmern sich allmählich.

Die Gelenkentzündung muß nicht ausgeprägt sein

Eine Gelenkentzündung muß bei PCP nicht unbedingt in ausgeprägter Form bestehen. Nicht selten lassen sich bei den Patienten nur mäßige Anzeichen eines entzündlichen Prozesses feststellen, aber das schützt nicht vor einer möglichen raschen Zerstörung der Gelenkstruktur. Andererseits gibt es viele Betroffene, die jahrelang an schwerer Arthritis leiden, ohne daß nennenswerte Schäden an der Gelenkstruktur auftreten.

Unspezifische Allgemeinsymptome

Unspezifische Allgemeinsymptome begleiten die Beschwerden an den Gelenken. Dazu gehören vor allem:

- Allgemeines Krankheitsgefühl, das sehr deutlich ausgeprägt sein kann, mit dauernder Abgespanntheit.
- Nervosität und Gereiztheit, zum Teil auch depressive Verstimmungen.
- In manchen Fällen Nervenschmerzen und Durchblutungsstörungen in der Nähe der betroffenen Gelenke.

Da die Gelenkbeschwerden im allgemeinen zur körperlichen Schonung veranlassen, schreitet der leichte Muskelschwund, der schon zu den möglichen Frühwarnzeichen gehörte, nun rascher fort.

Komplikationen und Spätfolgen

Im Gegensatz zur akuten Polyarthritis, die unter anderem zu schweren Komplikationen am Herzen füh-

Keine Gefahr für das Herz

ren kann, droht bei PCP keine Gefährdung für das Herz oder andere innere Organe. Lebensbedrohliche Komplikationen sind also ausgeschlossen.

Keine Beeinträchtigung der Lebenserwartung

Obwohl die Krankheit chronisch verläuft, wird die Lebenserwartung dadurch nicht beeinträchtigt. Es gibt sogar Hinweise darauf, daß Menschen mit PCP zum Teil ein überdurchschnittlich hohes Alter erreichen. Sie scheinen auch seltener an Krebs zu erkranken, was sich vermutlich aus der fehlerhaften Überfunktion ihres Immunsystems erklärt. Die Lebensqualität dagegen wird durch die Krankheit zunehmend geschmälert.

Schwere Spätfolgen

Wenn es der Therapie nicht gelingt, den Krankheitsverlauf wenigstens zu hemmen oder zum Stillstand zu bringen, kommt es zu schweren Spätfolgen an den Gelenken. Der fortschreitende Krankheitsprozeß zerstört dann allmählich unheilbar die Knochen- und Gelenkstruktur. Die Gelenkkapsel schrumpft, das Gelenk wird zunehmend deformiert. Im Gelenkinneren treten gutartige Wucherungen auf, der Gelenkknorpel bildet sich immer weiter zurück. Dadurch versteift das Gelenk und wird allmählich gebrauchsunfähig.

Entzündungen der Wirbelgelenke

Spondylarthritis

Entzündliche Erkrankungen können auch die kleinen Gelenke zwischen den Wirbeln betreffen. Im Prinzip entspricht diese *Spondylarthritis* der Entzündung anderer Gelenke, oft liegt gleichzeitig eine Schädigung der Bandscheiben vor.

Die Spondylarthritis

Besonders im Hals- und Lendenwirbelbereich

An allen Gelenken, die sich an der Hals-, Brust- und Lendenwirbelsäule befinden, kann es zur Entzündung kommen, also auch an denen zwischen Wirbeln und Rippen im Brustwirbelbereich. In erster Linie entsteht sie aber am Hals- und Lendenwirbelbereich, die relativ unbewegliche Brustwirbelsäule erkrankt seltener daran.

Ursachen

Die Ursachen ähneln weitgehend denen einer einfachen Gelenkentzündung in anderen Körperregionen. Zu denken ist vor allem an eine rheumatische Entzündung der Wirbelgelenke, seltener spielen Entzündungen und Infektionen der Wirbel eine Rolle. Häufig kommen noch chronische Schädigungen der Wirbelgelenke durch Fehlhaltungen und Überbelastungen der Wirbelsäule hinzu, beispielsweise berufsbedingte Zwangshaltungen. Außerdem kann die allmähliche Erschlaffung der untrainierten Rückenmuskulatur die Entzündung begünstigen.

Rücken- und Kreuzschmerzen

Am Anfang führt die Spondylarthritis zu Rücken- oder Kreuzschmerzen, die vor allem nachts und am frühen Morgen auftreten. Begleitet werden sie von schmerzhaften Verspannungen der Rückenmuskulatur und eingeschränkter Beweglichkeit. Wenn die Gelenke zwischen Brustwirbeln und Rippen betroffen sind, verstärken sich die Schmerzen bei jedem Atemzug durch die Hebung und Senkung des Brustkorbs.

Häufig strahlen die Schmerzen über die zwischen den Wirbeln austretenden Nerven in andere Körpergebiete aus. Das kann Erkrankungen an inneren Organen vortäuschen und erschwert die Diagnose der ursächlichen Spondylarthritis.

Im weiteren Verlauf der Krankheit werden die Schmerzen stärker und bestehen schließlich auch den ganzen Tag über. Nun wird die Beweglichkeit stärker behindert, die schmerzhaften Muskelverspannungen nehmen zu. Im Endstadium leiden die Patienten ständig an starken Rücken- oder Kreuzschmerzen und sind weitgehend berufsunfähig. Die Struktur der betroffenen Wirbelgelenke wird unheilbar zerstört.

Auch die Bandscheiben werden betroffen

Häufig zieht die fortschreitende Krankheit auch die Bandscheiben in Mitleidenschaft. Das verstärkt die Schmerzen und läßt die elastischen Zwischenwirbelscheiben allmählich degenerieren. Unter Umständen kommt es schließlich zum akuten Bandscheibenvorfall; dabei reißt der Faserring der Bandscheibe ein, der gallertige Kern tritt aus und drückt auf Nerven und auf das Rückenmark. Die Schmerzen nehmen dann akut stark zu, teilweise treten auch Lähmungen auf, die meist eine sofortige chirurgische Behandlung erforderlich machen.

Bechterew-Krankheit

Krankheit der Wirbelgelenke

Diese entzündliche rheumatische Krankheit der Wirbelgelenke verläuft chronisch, eine Heilung ist bisher nicht möglich. Die Ursachen sind noch nicht genau geklärt, erbliche Veranlagung scheint eine wichtige Rolle zu spielen. Auffallend oft bestehen gleichzeitig Schuppenflechte oder Darmentzündungen, aber die Zusammenhänge mit diesen Erkrankungen lassen sich noch nicht zuverlässig begründen.

Tritt fast nur bei Männern auf

Aus nicht bekannten Gründen tritt die Bechterew-Krankheit fast nur bei Männern auf. In der Regel beginnt sie bereits zwischen dem 20. und 30. Lebensjahr. Der Krankheitsverlauf läßt sich nie zuverlässig voraussehen.

Jahrzehntelang nur leichte Beschwerden

Jahrzehntelang kann die Erkrankung lediglich leichte Symptome verursachen, an die sich die Betroffenen gewöhnen; deshalb wird oft keine Untersuchung und frühzeitige Therapie durchgeführt. Typisch sind die schubweise auftretenden Verschlimmerungen.

Erst wenn die Schädigung bereits weiter fortgeschritten ist, treten bei vielen Patienten stärkere Beschwerden auf, die endlich zur fachlichen Hilfe veranlassen. Jederzeit kann die Krankheit aber auch dauerhaft zum Stillstand kommen; das ist nie voraussehbar und läßt sich auch noch nicht erklären.

Anfangsstadium

Im Anfangsstadium erzeugt die Bechterew-Krankheit meist unklare Nervenschmerzen und vorübergehende Schmerzen an den Fersen. Oft sind auch die Darmfunktionen gestört (z. B. Durchfall, Koliken), so daß man eher an eine Erkrankung der Verdauungsorgane denkt. Nicht selten wird das Frühstadium von einer Entzündung der Regenbogenhaut der Augen begleitet.

Im weiteren Verlauf rheumatische Schmerzen

Im weiteren Verlauf kommt es spontan zu rheumatischen Schmerzen in verschiedenen Körpergebieten. Sie verschwinden ebenso rasch wieder, wie sie aufgetreten sind. Deshalb werden sie meist immer noch nicht ernst genug genommen. Eindeutig erkennbar wird die Bechterew-Krankheit erst im fortgeschrittenen Stadium, wenn sich die Schmerzen im Schulter-Rücken- oder Kreuz-Becken-Bereich konzentrieren. Dann unterscheidet man die folgenden typischen Verlaufsformen:

Eindeutig erkennbar erst im fortgeschrittenen Stadium

Verlaufsformen

- *Typ Bechterew*, der von der Halswirbelsäule ausgeht und sich nach unten ausbreitet; dabei werden auch die Schultern in Mitleidenschaft gezogen.
- *Typ Pierre-Marie Bechterew von Strümpell,* der an der Lendenwirbelsäule beginnt und sich nach oben ausbreitet; außerdem betrifft er häufig das Becken und die Hüftgelenke.
- *Skandinavischer Typ*, bei dem die Entzündung der Wirbelgelenke von chronischer Polyarthritis der Hand- und Kniegelenke begleitet wird.

Endstadium

Im Endstadium der Bechterew-Krankheit versteift die Wirbelsäule völlig, die Gelenke verknöchern. Im Röntgenbild sieht die Wirbelsäule wie ein Bambusrohr mit knotigen Verdickungen aus; deshalb spricht man auch von der „Bambusstab-Wirbelsäule“ als typischem Symptom. Die gleichzeitig entstehende Verkrümmung der Wirbelsäule führt zur typischen Greisenhaltung mit gebeugtem Oberkörper, vorgestrecktem Hals und Kopf. Meist sind nun auch die Bandscheiben erheblich geschädigt.

Bambusstab-Wirbelsäule

Das schwere Endstadium der Bechterew-Krankheit muß aber nicht bei jedem Patienten eintreten. Da es meist erst im höheren Alter entsteht, hängt das auch von der Lebensdauer ab. Durch rechtzeitige Behandlung mit krankengymnastischen Übungen kann der Endzustand meist längere Zeit verzögert werden. Falsch ist dagegen die Ruhigstellung und Schonung, dadurch wird die Versteifung und Verkrümmung der Wirbelsäule noch beschleunigt.

Der Endzustand kann meist verzögert werden

Gicht als „Luxuskrankheit“

Arthritis urica

Die Gicht, medizinisch als *Arthritis urica* bezeichnet, nimmt eine Sonderstellung unter den entzündli-

Störung des Harnsäurestoffwechsels

chen Gelenkerkrankungen ein. Es handelt sich dabei um eine Störung des Harnsäurestoffwechsels, die zwar hauptsächlich, aber nicht nur die Gelenke betrifft. In Notzeiten mit Mangelernährung kommt die Gicht sehr selten vor; zuletzt war das bei uns in den Hungerjahren nach dem Zweiten Weltkrieg der Fall. Mittlerweile nahm die Krankheit stark zu, die Statistik weist eine Steigerung um etwa 2000 % aus. Daran wird deutlich, daß die Krankheit keineswegs ein anlagebedingtes Schicksal, sondern eine „Luxuskrankheit" ist, die in enger Beziehung zur Fehlernährung steht.

Ursachen der Arthritis urica

Die Gicht gehört also primär zu den Krankheiten des Stoffwechsels, wird aber zu den entzündlichen Erkrankungen der Gelenke gerechnet. Das kommt auch in der medizinischen Bezeichnung als Arthritis (= Gelenkentzündung) urica zum Ausdruck.

Grundursache

Erbanlage

Grundursache der Gicht ist eine Störung des Stoffwechsels der Harnsäure, die vererbt werden kann. Daher kommt die Krankheit familiär gehäuft vor. Aber nicht jeder, in dessen Familie bereits Gicht auftrat, muß deshalb daran erkranken; das trifft nur bei 12–25 % der Fälle zu.

Falsche Zivilisationskost

Daraus ergibt sich, daß zur Erbanlage meist noch andere Urschen hinzukommen müssen, ehe die Krankheit tatsächlich eintritt. In erster Linie ist dafür die übliche falsche Zivilisationskost verantwortlich, die zu viel tierische Nahrungsmittel enthält. Bei ihrer Verarbeitung im Stoffwechsel entstehen reichlicher als bei pflanzlichen Lebensmitteln chemische Verbindungen, die man als *Purine* bezeichnet.

Purine

Diese Purine sind nicht von vornherein schädlich. Der Organismus verwertet sie, um die Kerne seiner eigenen Zellen aufzubauen. Wenn im Stoffwechsel aber zu viele Purine anfallen, können sie nicht mehr alle verwendet werden. Der Überschuß wird zu Harnsäure abgebaut, die größtenteils mit dem Urin, zu einem geringen Teil auch mit dem Stuhl ausgeschieden werden muß.

Fehlfunktionen

Die Stoffwechselstörung, die der Gicht zu Grunde liegt, führt zu folgenden Fehlfunktionen:

- Der Körper verbraucht zu wenig Purine, um eigene Zellkerne aufzubauen; deshalb entsteht zu viel Harnsäure bei der Verwertung der purinhaltigen Nahrungsmittel.
- Die Nieren filtern nicht genügend Harnsäure zur Ausscheidung aus dem Blut.

> Wenn zu diesen beiden Funktionsstörungen dann noch falsche Ernährung mit zu viel purinreichen Nahrungsmitteln kommt, steigt der Harnsäurespiegel des Bluts deutlich an.

Normbereich der Harnsäure

Sobald der Normbereich, der bei Frauen 2–6,3 mg, bei Männern 2,6–6,5 mg Harnsäure in 100 ml Blutserum beträgt, stärker überschritten wird, kann die Harnsäure nicht mehr im Blut gelöst bleiben, sondern wird in Kristallen ausgefällt. Diese lagern sich zunächst meist in den Gelenken ab, wo sie Entzündungen und Degenerationen erzeugen.

Kristalle werden ausgefällt

Später können sich die Harnsäurekristalle auch in anderen Geweben einlagern, vor allem in der Haut und im Knorpel der Ohrmuscheln, wo harte Gichtknoten entstehen, aber auch im Darm. In den Nieren kann die Harnsäure zu Steinen führen.

Die anlagebedingte Störung des Harnsäurestoffwechsels kann der Körper oft lange – vielleicht lebenslang – so ausgleichen, daß zwar erhöhte Harnsäurewerte bestehen, aber noch keine Kristalle ausgefällt werden. Zur Gicht kommt es dann nicht. Aus der Sicht der Naturmedizin sind allerdings auch mäßig erhöhte Harnsäurewerte bereits riskant, denn sie können zu anderen rheumatischen Krankheiten beitragen (aber das ist nicht sicher nachgewiesen).

Nahrungsmittel mit hohem Puringehalt

Zu den riskanten Nahrungsmitteln mit hohem Puringehalt gehören vor allem Fleisch und Fisch, ferner auch Hülsenfrüchte. Generell muß zu reichliche Nahrungszufuhr als Risikofaktor bewertet werden, weil sie dem Körper wohl immer zu viele Purine zuführt; die meisten Gichtkranken sind jedenfalls übergewichtig.

Vorsicht bei Schlankheitskuren oder Magersucht

Aber auch das Gegenteil – die zu geringe Nahrungszufuhr zum Beispiel bei Schlankheitskuren oder Magersucht – stellt ein Risiko dar. Dabei baut der Körper nämlich vermehrt Zellen ab, aus deren Kernen zu reichlich Purine freigesetzt werden, die den Harnsäurewert deutlich erhöhen können.

Alkohol als Risiko

Schließlich ist noch reichlicher Alkoholkonsum als Risiko zu nennen. Zwar enthält Alkohol keine Purine, aber er hemmt die Ausscheidung der Harnsäure über die Nieren. Wenn dann noch eine anlagebedingte Stoffwechselstörung und Fehlernährung bestehen, kann der häufigere Alkoholkonsum das „Faß zum Überlaufen" bringen, weil der Körper die Folgen nicht mehr auszugleichen vermag.

Warnzeichen – akuter Beginn

Es gibt keine typischen Vorzeichen

Typische Vorzeichen der Gicht gibt es nicht, der 1. Anfall tritt in der Regel ohne Vorboten aus scheinbar guter Gesundheit auf. Wer familiär vorbelastet ist, an Übergewicht leidet, zu viel tierische Nahrungsmittel verzehrt und/oder zu reichlich Alkohol trinkt, kann vorsorglich regelmäßig die Harnsäurewerte im Blut bestimmen lassen, damit ein Anstieg rechtzeitig bemerkt wird.

Regelmäßig die Harnsäurewerte kontrollieren lassen

Sinnvoll ist das aber nur, wenn aus dem Befund die notwendigen Konsequenzen gezogen werden, also Änderung der Ernährung, deutliche Einschränkung des Alkoholkonsums und Reduzierung des Körpergewichts. Erfolgt das früh und konsequent genug, kann die akute Gicht zum Teil noch verhindert werden.

Tritt besonders bei dicken Männern auf

Arthritis urica tritt hauptsächlich bei übergewichtigen Männern auf, Frauen leiden deutlich seltener daran. Vor dem 30. Lebensjahr ist kaum mit dem 1. Anfall zu rechnen. Danach steigt die Krankheitshäufigkeit bis nach dem 40. Lebensjahr erheblich an. Wer jenseits des 45./50. Lebensjahrs noch nicht an Gicht erkrankt ist, muß den akuten Beginn kaum noch befürchten (aber ausgeschlossen ist das auch im höheren Lebensalter nicht sicher).

Nach dem 50. Lebensjahr meist keine Gicht mehr

Der 1. Anfall entsteht plötzlich ohne vorherige Warn-

Auslöser für den 1. Anfall

zeichen. Auslösend wirken oft zu reichliche Mahlzeiten, hoher Alkoholkonsum, ungewohnte körperliche Anstrengungen oder eine akute Infektionskrankheit. Meist setzen die Symptome in der Nacht oder am frühen Morgen ein.

Typische Symptome

Typisch sind plötzliche heftige Gelenkschmerzen am Grundgelenk der großen Zehe. Seltener werden bei den ersten Anfällen die Fußwurzel-, Finger-, Schulter-, Hüft- oder Wirbelgelenke betroffen. Das erkrankte Gelenk ist stark gerötet, geschwollen und heiß. Hinzu kommt oft allgemeines Frösteln oder Fieber.

Lassen morgens meist nach

Am Morgen lassen die Beschwerden häufig deutlich nach. Dann kehren sie allerdings in vielen Fällen noch 3–5 Tage lang anfallsweise sehr heftig zurück. Es ist aber auch möglich, daß die Symptome nach dem 1. kurzen Anfall für lange Zeit ausbleiben oder mehrere Tage lang unvermindert anhalten.

Verlauf und Komplikationen

Der 1. Gichtanfall kann eine einmalige Episode bleiben, wenn er zum Anlaß für eine ganzheitlich-naturmedizinische Therapie wird. Sie muß die schon genannten Risikofaktoren der Ernährungs- und Lebensweise ausschalten, erfordert also Einsicht und aktive Mitarbeit des Patienten.

Fortschreiten der Krankheit

Wenn die Krankheit weiter fortschreitet, treten die akuten Gichtanfälle in unregelmäßigen Abständen immer wieder auf. Bald betreffen sie nicht mehr nur das Grundgelenk der großen Zehe, sondern immer häufiger auch andere Gelenke. Der Gelenkknorpel wird durch die Einlagerung der Harnsäurekristalle zunehmend geschädigt.

Chronisches Stadium nach 9–12 Jahren

Nach dieser 1. Krankheitsphase, die durchschnittlich 9–12 Jahre dauert, geht die Gicht ins chronische Stadium über. Dann bestehen dauernde Gelenkschmerzen, die sich in akuten Anfällen verschlimmern. Der Knorpel wird fortschreitend zerstört, hinzu kommt die allmähliche Degeneration des Knochens. Im Endstadium sind die erkrankten Gelenke verkrümmt und gebrauchsunfähig.

Außerhalb der Gelenke lagern sich im Verlauf der Krankheit ebenfalls Harnsäurekristalle ein, vor allem im Knorpel der Ohrmuschel und/oder unter der Haut.

Gichtknoten

Dadurch entstehen harte Gichtknoten, die schließlich zu Geschwüren aufbrechen, die schwer wieder abheilen.

Als Komplikation kann auch der Darm betroffen werden. Die Harnsäureinlagerung in seinem Gewebe führt

Darmgicht

zu Darmgicht. Sie erzeugt anfallsweise heftige Koliken.

Nierensteine

In den Nieren entwickeln sich im Lauf der Zeit um die kleinen Harnsäurekristalle herum Nierensteine, die recht groß werden können. Sie erzeugen dumpfen Druck im Kreuz, zum Teil auch Blut im Urin. Zur

Nirensteinkolik

akuten, sehr schmerzhaften Steinkolik kommt es erst, wenn ein solcher Stein im Harnleiter eingeklemmt wird. Unbehandelt können die Harnsäuresteine allmählich die Nieren schwer schädigen.

Seltener bilden sich keine größeren Steine, sondern im gesamten Nierengewebe verteilt kleinere Steinchen,

Nierenentzündung

die zur Nierenentzündung führen und das Nierengewebe bis zur Funktionsunfähigkeit zerstören. In solchen Fällen kann dann nur noch die regelmäßige Blutwäsche (Dialyse) oder die Einpflanzung einer neuen Niere helfen.

Bei frühzeitiger Therapie können die Komplikationen verhindert werden

Im allgemeinen lassen sich die ernsteren Komplikationen der Gicht verhindern, wenn eine frühzeitige und konsequente Therapie durchgeführt wird. Sie muß medikamentös und durch Veränderung falscher Ernährungsgewohnheiten die Harnsäurewerte dauerhaft senken. Da die ungünstige Veranlagung natürlich fortbesteht, wird eine solche Behandlung in der Regel lebenslang fortgesetzt.

Sonderformen der Arthritis

Gelenkentzündungen sind keineswegs eine Krankheit, die nur ältere Menschen betrifft, wie oft angenommen wird. Es gibt auch eine juvenile (= jugendliche) Form, die bereits im Kleinkindalter beginnen kann.

Außerdem kennen wir Gelenkentzündungen als Komplikation anderer Erkrankungen, vor allem bei Schuppenflechte und Darmentzündung.

Juvenile rheumatoide Arthritis

Beginn vor dem 16. Lebensjahr

Diese Form der Gelenkentzündung beginnt immer vor dem vollendeten 16. Lebensjahr. Man kennt 2 Altersgipfel, an denen die Krankheit besonders häufig auftritt; sie liegen im Kleinkind- und im Schulalter.

Unklare Ursachen

Die Ursachen der Erkrankung sind noch unklar, sie scheint sich jedenfalls teilweise von der Arthritis bei Erwachsenen zu unterscheiden. Insbesondere ist auch die Langzeitprognose wesentlich günstiger als bei Erwachsenen:

Günstigere Langzeitprognose

- Todesfälle im akuten Stadium der Krankheit kommen selten vor, hauptsächlich durch Infektionen.
- Komplikationen am Herzen sind bei der juvenilen Arthritis äußerst selten, während sie bei der akuten Polyarthritis Erwachsener zu den häufigeren ernsten Folgekrankheiten gehören .
- Eine dauernde schwere Behinderung bleibt nur bei etwa 15 % der betroffenen Kinder und Jugendlichen zurück, die überwiegende Mehrzahl kann später ein normales Leben führen.

Früherkennung und umfassende Behandlung sind wichtig

Diese grundsätzlich positive Langzeitprognose hängt natürlich auch davon ab, ob die Erkrankung rechtzeitig erkannt und umfassend behandelt wird. Bei unzulänglicher oder vorzeitig abgebrochener Therapie besteht schon das Risiko, daß die Betroffenen zu den 15 % gehören, die lebenslang unter den Folgen zu leiden haben.

Die Symptomatik der juvenilen rheumatoiden Arthritis ist sehr vielfältig. Sie kann nur ein Gelenk, aber auch mehrere oder viele Gelenke betreffen, chronisch verlaufen oder schubweise immer wieder zurückkehren.

Typische Symptome

Typisch sind in der Regel Gelenkschmerzen mit Schwellungen und eingeschränkter Beweglichkeit sowie das relativ hohe Fieber am Abend (bis 40 Grad), während am Morgen normale Körpertemperatur besteht; gelegentlich kommt es auch zum Schüttelfrost. Als weiteres, meist charakteristisches Symptom entwickelt sich eine flüchtige, lachsrosafarbene Hautverfärbung *(rheumatoides Exanthem)*, die vor allem den Rumpf und die Glieder betrifft und manchmal zu starkem Juckreiz führt. Ferner vergrößern sich oft die Lymphknoten, teilweise auch die Milz und/oder Leber. Oft wird das Körperwachstum beeinträchtigt, und die Kinder verlieren an Gewicht.

Rheumatoides Exanthem

Hauptsächlich betreffen Schmerzen und Schwellungen zunächst die Handwurzel- und Mittelfußgelenke sowie die Gelenke der Halswirbelsäule. Später können dann auch die Gelenke der Hüften und Schultern mitbetroffen werden.

Als prognostisch ungünstig gilt es, wenn die Arthritis der Hüftgelenke länger als 1 Jahr dauert, weil dann nach praktischer Erfahrung zum Teil dauernde Behinderungen zurückbleiben.

Auch Augenentzündungen können auftreten

Sehr wichig ist auch noch, daß die Betroffenen stets vom Augenarzt mitbetreut werden. Im Verlauf der Erkrankung können nämlich Augenentzündungen (vor allem der Regenbogenhaut) auftreten, die als Komplikationen unter Umständen bleibende Sehschwäche, grauen und grünen Star nach sich ziehen.

Normales Leben ist wichtig

Keinesfalls dürfen die Kinder und Jugendlichen übermäßig geschont und behütet werden. Sie sollen so gut wie möglich ein normales Leben führen, die Schule besuchen und durch ausreichend Bewegung nach fachlicher Anleitung der Deformierung von Gelenken und dem Muskelschwund vorbeugen.

Familiäre Lebensbedingungen

Auch die familiären Lebensbedingungen müssen optimal gestaltet werden, denn eine gestörte Familie kann die Prognose deutlich verschlechtern. Bei zerrütteten Familienverhältnissen wird oft eine begleitende Familien-Psychotherapie angezeigt sein.

Arthritis bei Schuppenflechte

Kennzeichnend für diese Krankheit ist, daß neben chronischer Polyarthritis an der Haut die Symptome der Schuppenflechte (Psoriasis) bestehen. Deshalb bezeichnet man sie als *Arthritis psoriatica.* Sie gehört zu den rheumatischen Erkrankungen und betrifft Frauen häufiger als Männer.

Arthritis psoriatica

Die Ursachen sind noch weitgehend ungeklärt. Diskutiert werden vor allem Störungen der körpereigenen Abwehrfunktionen und unklare Erkankungen des Bindegewebes. Die oft beobachtete schubweise Verschlimmerung läßt sich meist aus psychischen Einflüssen erklären.

Ungeklärte Ursachen

Symptomatisch an der Haut sind silberweiße Schuppen, die zu größeren Herden zusammenfließen und oft wie Girlanden angeordnet werden. Sie können mit leichtem Juckreiz einhergehen. Diese Hautveränderungen bestehen zum Teil jahrelang und verschwinden dann wieder für längere Zeit, kehren später aber in Schüben immer wieder zurück. An den Fingernägeln bestehen die typischen tüpfelartigen Vertiefungen (wie Nadelstiche), die auch in den symptomfreien Phasen nicht verschwinden.

Symptome

Diese Psoriasissymptome bestehen oft lange Zeit, ehe es als Komplikation zur Gelenkentzündung kommt. Aber auch ein umgekehrter Verlauf wird häufig beobachtet, zunächst also die Arthritis, später dann die Schuppenflechte.

Die Gelenkentzündung betrifft mehrere Gelenke, bevorzugt die der Finger- und Zehenendglieder. Die Gelenkstruktur wird zum Teil schwer zerstört, aber das führt in der Regel nur zu mäßigen Gelenkschmerzen. Hinzu kommen Schwellung und Rötung der betroffenen Gelenke. Die Beweglickeit wird zunehmend behindert.

Mehrere Gelenke werden betroffen

Im Verlauf der Erkrankung tritt an den Fingern oft Sklerodermie auf. Sie führt zur Verdickung und Verhärtung der Haut und des Unterhautgewebes mit zusätzlicher Einschränkung der Beweglichkeit. Die verhärtete Haut wirkt oft wachsartig und leicht glänzend.

Sklerodermie

Wegen der schweren Gelenkveränderungen gilt die Prognose bei der Arthritis psoriatica als ungünstig. Durch frühzeitige Behandlung kann es aber gelingen, die Beweglichkeit der Gelenke bis zu einem gewissen Grad doch noch zu erhalten.

Ungünstige Prognose

Die Therapie der Psoriasis ist dabei von untergeordneter Bedeutung, denn die Hauterscheinungen sind grundsätzlich ungefährlich. Da sie aber psychisch erheblich belasten können, muß selbstverständlich versucht werden, auch die Hautsymptome zu bessern.

Gelenk- und Darmentzündung

Darmentzündung erscheint als erstes

Bei dieser Krankheitskombination tritt zunächst die Darmentzündung auf. Es handelt sich dabei um eine geschwürige Entzündung des Dickdarms, die in der Regel zwischen dem 20. und 30. Lebensjahr beginnt. Ihre Ursachen sind noch unklar; manche Fachleute gehen von einer Allergie gegen Nahrungsmittel als Grundursache aus, viele vermuten eine Autoimmunkrankheit, bei der sich Abwehrstoffe gegen das körpereigene Gewebe richten. Jedenfalls spielen seelische Einflüsse bei der als *Colitis ulcerosa* bezeichneten Darmkrankheit immer eine wichtige Rolle.

Colitis ulcerosa

Symptome

Symptomatisch für die entzündlich-geschwürige Erkrankung der Dickdarmschleimhaut sind vor allem Durchfälle mit Beimengung von Blut und Schleim. Ferner kommt es zu Koliken, Appetitmangel und Gewichtsabnahme. Die Erkrankung verläuft schubweise, bei akuten Schüben tritt auch noch Fieber auf.

Arthritis als Komplikation

Bei 10–20 % der Patienten, die an geschwüriger Dickdarmentzündung leiden, kommt als Komplikation eine Arthritis hinzu. Sie beginnt vorwiegend zwischen dem 25. und 45. Lebensjahr, das hängt natürlich mit davon ab, wann die ersten Symptome der Colitis ulcerosa auftraten.

Die Arthritis betrifft meist nur wenige Gelenke, vor allem die größeren an Knie, Hüfte, Ellbogen und Schulter, aber auch die Gelenke der Hand, Finger und Zehen oder das Sprunggelenk. Zum Teil erkranken zusammen mit den Hüftgelenken auch die kleinen Wirbelgelenke; dann bestehen Symptome wie bei der Bechterew-Krankheit.

Unterschiedlich starke Schmerzen

Die betroffenen Gelenke schmerzen unterschiedlich stark. Ihre Beweglichkeit wird immer eingeschränkt, oft treten auch noch Schwellungen der Gelenke auf.

Zwischendurch kann die Arthritis von Fieber begleitet werden.

Oft keine dauerhafte Heilung

Wenn es gelingt, die Gelenkentzündung zu beseitigen, bedeutet das oftmals keine dauerhafte Heilung. Mit jedem neuen akuten Schub der Dickdarmentzündung kann auch die Arthritis erneut aufflammen.

Komplikationen

Als Komplikationen treten im Verlauf der Erkrankung oft noch Entzündungen der Mundschleimhaut und Augen, Hautreizungen mit Rötungen oder Unterschenkelgeschwüre auf. Sie erfordern eine zusätzliche Therapie, damit keine bleibenden Störungen entstehen.

Die degenerative Arthrose

Chronische Degeneration der Gelenke

In der medizinischen Fachsprache erkennt man entzündliche Erkrankungen an der Endung *-itis*, während chronisch-degenerative Krankheiten häufig mit *-ose* enden. Die Bezeichnung Arthrose zeigt also an, daß hier primär keine entzündlichen Prozesse, sondern eine chronische Degeneration der Gelenke ablaufen. Allerdings kann es im Verlauf der Arthrose doch immer wieder zu akuten Gelenkentzündungen kommen, die sich aus der dauernden Reizung der Gelenkinnenhaut erklären.

Allgemeine Degeneration der Gelenke

Allmähliche Zerstörung natürlicher Strukturen

Als Degeneration bezeichnet man den Vorgang der Rückbildung und Entartung funktionsfähiger Gewebe, also eine allmähliche Zerstörung natürlicher Strukturen. Teilweise werden sie durch minderwertiges Gewebe ersetzt, das aber nicht mehr in der Lage ist, die normalen Funktionen zu erfüllen. Folge einer Degeneration von Gelenken ist demnach die zunehmende Einschränkung der normalen Beweglichkeit.

Altern muß nicht zum Verschleiß der Gelenke führen

Vereinfachend bezeichnet man Arthrosen oft als „altersbedingte Abnutzung" der Gelenke. So pauschal trifft das aber nicht zu. Das normale Altern ist keine Krankheit und muß deshalb nicht zwangsläufig zum Verschleiß der Gelenke führen. Auch im hohen Alter kann der Mensch noch fit und beweglich bleiben. Die natürlichen Alterungsvorgänge schaffen allenfalls die Voraussetzungen dafür, daß die Gelenke empfindlicher gegen andere schädliche Einflüsse werden. Erst diese setzen die Degeneration dann in Gang.

Falsch ist deshalb auch die verbreitete Vorstellung, daß man die Gelenke mit zunehmendem Alter „schonen" muß, um der Arthrose vorzubeugen. Sicher, der alte Mensch kann und darf sich nicht mehr so hohe Anstrengungen wie in jüngeren Jahren zumuten, sondern muß die individuellen Grenzen seiner Leistungsfähigkeit beachten. Aber die übertriebene Schonung bewahrt mit Sicherheit nicht vor Arthrose; sie bewirkt eher das Gegenteil:

Schonung bewahrt nicht vor Arthrose

- Zu wenig beanspruchte Gelenke vermindern die Absonderung der Gleitflüssigkeit („Gelenkschmiere"), so daß schon geringe Beanspruchungen das Risiko der Gelenkschädigung erhöhen.
- Hinzu kommt, daß bei Bewegungsmangel weniger Kalzium in die Knochen eingebaut wird, die Gelenkstruktur also anfälliger für schädliche Einflüsse werden kann.

Ein individuell angemessenes, vor allem regelmäßiges Training bildet daher eine wesentliche Grundvoraussetzung zur Vorbeugung der Arthrose. Selbst wenn bereits die ersten Anzeichen des Gelenkverschleißes bestehen, bildet Bewegung eine Grundlage der Therapie, um die weitere Degeneration zu verhüten und die Beweglichkeit wieder zu verbessern. Die allgemeine Degeneration der Gelenke muß also kein unvermeidliches Schicksal sein.

Regelmäßiges Training beugt der Arthrose vor

Die Arthrosis deformans

Als typische Folge der Degeneration von Gelenken entsteht die Arthrosis deformans. Dabei erzeugt die chronisch fortschreitende Degeneration der Gelenke eine zunehmende Deformierung, die im Endstadium

Zunehmende Deformierung

zur Gebrauchsunfähigkeit führt. Durch die rechtzeitige, ganzheitlich-naturmedizinische Behandlung läßt sich dieser Zustand aber meist verhindern. Bereits bestehende Gelenkveränderungen können allerdings nicht mehr vollständig zurückgebildet werden, deshalb kommt es bei Arthrosen besonders auf die frühzeitige Langzeittherapie an.

Wichtig ist die frühzeitige Langzeittherapie

Verbreitung der Arthrose

Gehören zu den häufigsten Erkrankungen des Stütz- und Bewegungsapparats

Die arthrotische Degeneration der Gelenke gehört zu den häufigsten Erkrankungen des Stütz- und Bewegungsapparats. Genaue Zahlen zu ihrer Verbreitung liegen nicht vor, weil die leichten Formen symptomarm verlaufen und deshalb häufig noch nicht erfaßt werden. Es gibt Schätzungen, wonach bereits bei etwa 50 % der 30jährigen degenerative Veränderungen der Gelenke bestehen; im höheren Alter steigt diese Zahl noch deutlich an.

Allerdings bedeutet die Degeneration der Gelenkstruktur in den meisten Fällen noch nicht, daß es zu nennenswerten Beschwerden kommt. Erst wenn die degenerierten Gelenke durch weitere Faktoren geschädigt werden, entsteht eine Arthrosis deformans mit Krankheitswert. Man schätzt, daß dies für etwa die Hälfte aller älteren Menschen ab dem 6. Lebensjahrzehnt zutrifft.

Treten bereits bei jüngeren Menschen auf

Aber Arthrosen sind keineswegs nur eine Erkrankung des Alters, auch bei jüngeren Menschen können sie bereits zu ausgeprägten Symptomen führen. Da jedoch die natürlichen Altersprozesse die Anfälligkeit der Gelenke für Schädigungen erhöhen, nimmt die Zahl der Patienten mit dem Alter zwangsläufig zu.

Bei Frauen 3mal häufiger als bei Männern

Bei Frauen treten Arthrosen etwa 3mal häufiger als bei Männern auf. Die Ursachen für diese Geschlechtshäufigkeit sind noch nicht sicher geklärt, vermutlich spielen dabei hormonelle Veränderungen eine Rolle. Zu denken ist wahrscheinlich vor allem an die Wechseljahre, die bei Frauen zu stärkeren Veränderungen als bei Männern führen.

Hauptsächlich tritt die Arthrosis deformans an Gelenken auf, die normalerweise besonders stark belastet werden, insbesondere an Hüften, Knien, Schultern, Handwurzeln und Grundgelenken der großen Zehen. Grundsätzlich kann die Erkrankung aber auch alle anderen Gelenke betreffen. Das hängt unter anderem mit von persönlichen Umständen (z. B. berufliche Belastungen) ab, die einzelne Gelenke besonders stark beanspruchen.

Tritt an besonders stark belasteten Gelenken auf

Auch an den Gelenken der Wirbel ist eine Arthrose möglich. Sie wird als Spondylose bezeichnet und später gesondert vorgestellt.

Ursachen der Gelenkabnutzung

Bisher konnten die Ursachen der Arthrosis deformans nicht zuverlässig genug geklärt werden. Es gibt zum Beispiel Patienten, die kaum unter Beschwerden leiden, obwohl man bei ihnen objektiv deutliche Strukturveränderungen der Gelenke nachweisen kann; solche unklaren Befunde erschweren naturgemäß die Erklärung des Krankheitsbilds.

Unklare Ursachen

Fest scheint aber zu stehen, daß eine Arthrose mit Krankheitswert stets das Ergebnis verschiedener schädlichen Einflüsse ist. In erster Linie spielen dabei die folgenden Ursachen eine Rolle:

Schädliche Einflüsse

- Altersbedingte Veränderungen am Gelenkknorpel und an der Knochenstruktur; sie sind zwar noch nicht als krankhaft zu bewerten, machen aber anfälliger für andere schädliche Einflüsse (gestützt wird diese Vorstellung durch die Tatsache, daß Arthrosen vorwiegend nach der Lebensmitte beginnen).
- Ungünstige Veranlagung, wobei allerdings kaum von einer direkten Vererbung der Arthrose ausgegangen werden kann; die Anlage führt vielmehr zum Beispiel zur Minderwertigkeit des Gelenkknorpels (Knorpelschwäche), Stoffwechselstörungen im Gelenk und/oder Bindegewebsschwäche, die eine Arthrose begünstigen.

- Übermäßige Abnutzung der Gelenke mit frühem Verschleiß, was sich aber nicht aus der normalen Beanspruchung und Alterung erklärt; typische Ursachen dafür sind vielmehr dauernde Fehl- und Überbelastungen von Gelenken, wie sie zum Beispiel bei Übergewicht, dauernder Fehlhaltung und nicht korrigierten O- oder X-Beinen auftreten.
- Erkrankungen oder Verletzungen von Gelenken, die zur dauernden Schädigung des Gelenkknorpels führen, insbesondere nicht richtig behandelte Gelenkentzündungen und häufigere kleine Verletzungen (Mikrotraumen), die nicht beachtet wurden.

Mögliche Ursache falsche Ernährung

Weitere Ursachen werden diskutiert, sind aber noch nicht ausreichend geklärt. So könnte zum Beispiel die übliche falsche Ernährung bei Arthrose indirekt durchaus eine Rolle spielen, weil sie den Gelenkknorpel nicht ausreichend mit Aufbaustoffen versorgt. Auch an seelische Faktoren ist zu denken, die vielleicht durch Fehlhaltungen und Muskelverspannungen indirekt die Arthrose fördern.

Man muß im Einzelfall sorgfältig nach den verschiedenen persönlichen Ursachen suchen, damit eine gezielte Therapie möglich wird. Oftmals lassen sich aber auch durch gründliche Diagnose die Ursachen nicht genau ermitteln.

Symptomatik der Krankheit

Schleichender Beginn nach der Lebensmitte

Die Arthrosis deformans beginnt schleichend meist nach der Lebensmitte. Lange Zeit verursacht die Degeneration der Gelenke keine nennenswerten Beschwerden. Zum Teil spüren die Patienten zwar Reibung mit Knirschen im Gelenk, aber das wird meist nicht beachtet. Auch gelegentliche kurze Schwellungen eines Gelenks nach Überanstrengung werden auf die leichte Schulter genommen.

Hier müßte die Therapie einsetzen

Aber gerade in diesem frühen Stadium müßte die Therapie schon einsetzen, damit die fortschreitende Degeneration wenigstens aufgehalten, vielleicht sogar teilweise wieder zurückgebildet werden kann. Nehmen Sie deshalb solche gelegentlichen Beschwerden immer zum Anlaß für eine baldige Untersuchung, nach deren Befund sich die Behandlung richtet.

Symptomarme Anfangsphase

In der symptomarmen Anfangsphase können bereits deutliche Schäden an den betroffenen Gelenken entstehen. Sie behindern aber noch nicht spürbar; deshalb wäre es schon ein therapeutischer Erfolg, wenn die Arthrose in diesem Stadium zum Stehen gebracht werden könnte.

Erste deutliche Warnzeichen

Als erste deutlichere Warnzeichen treten im weiteren Verlauf der Krankheit leichte Gelenkschmerzen auf. Sie werden von den Patienten meist als ziehend empfunden. Typisch ist dabei, daß die Schmerzen vorwiegend morgens nach dem Aufstehen und nach längerem Sitzen als kurze „Anlaufschmerzen" entstehen. Sobald man sich etwas „eingelaufen" hat, verschwinden sie wieder.

Vorübergehende Gelenkschwellungen

Hinzu kommen jetzt auch häufiger vorübergehende Schwellungen an den Gelenken. Obwohl nun also schon deutlichere Symptome auftreten, veranlassen viele Patienten immer noch keine Untersuchung. Sie gewöhnen sich schnell an den erträglichen Zustand und versäumen deshalb die günstige Chance auf Unterbrechung des Krankheitsprozesses.

Weiterer Verlauf

Im weiteren Verlauf der Arthrose nehmen Schmerzen und Schwellungen zu. Jetzt wird auch die Beweglickeit der betroffenen Gelenke deutlicher eingeschränkt. Zwischendurch kann es zur schubweisen Verschlimmerung der Beschwerden kommen. Im fortgeschrittenen Stadium sind Knorpel und Knochen dann so stark degeneriert, daß der Schmerz ständig besteht und die Beweglichkeit erheblich eingeschränkt wird. Nun endlich sucht wohl jeder Arthrosekranke den Therapeuten auf, weil die Symptome unerträglich geworden sind. Aber jetzt kann man auch von der ganzheitlich-naturmedizinischen Behandlung nur noch wenig Hilfe erwarten.

Komplikationen

Kompliziert wird das fortgeschrittene Stadium durch akute Entzündungen der Gelenke, die infolge der ständigen Reizung der Gelenkinnenhaut immer wieder für einige Zeit auftreten. Diesen Zustand bezeichnet man

Aktivierte Arthrose

als *aktivierte Arthrose*. Außerdem erzeugen die dauernden Schmerzen chronische schmerzhafte Muskelverspannungen, zum Teil auch Erkrankungen an den Sehnen.

Endstadium

Im Endstadium der Arthrose ist der Gelenkknorpel praktisch zerstört und die Knochenstruktur geschädigt. Ständige starke Schmerzen und weitgehende Bewegungsunfähigkeit kennzeichnen diesen Zustand. Er kann meist nur noch chirurgisch (vor allem durch Einpflanzung einer Gelenkprothese) beeinflußt werden.

Phasenhafter Verlauf der Arthrose

Der chronisch fortschreitende Krankheitsprozeß läuft in 5 Phasen ab. Für jede dieser Phasen sind bestimmte Veränderungen im Gelenk charakteristisch. Zum besseren Verständnis sollen sie nun kurz dargestellt werden.

Primärläsion

Phase 1: Primärläsion

Am Anfang steht eine Minderversorgung des Gelenkknorpels, die zum Untergang von Knorpelzellen führt. Die verbleibenden, noch funktionstüchtigen Knorpelzellen können das für einige Zeit ausgleichen. Wenn aber immer mehr Knorpelzellen untergehen, werden allmählich die Fasern der Gelenkstruktur freigelegt, und auf der Oberfläche beider Gelenkteile entsteht eine Art Aufrauhung.

Abrisse und Einrisse

Phase 2: Abrisse und Einrisse

Mit der Bloßlegung der Fasern und der Aufrauhung beschleunigt sich die Arthrose, in der Knorpelsubstanz entstehen Einrisse. Die Gelenkflüssigkeit genügt nun nicht mehr, um die Oberfläche der beiden Gelenkteile zu glätten und die Reibung zu vermeiden. Deshalb bedeutet jede Bewegung des Gelenks eine kleine Verletzung (Mikrotrauma), so daß sich die Einrisse vertiefen. Jetzt entstehen auch schräg und senkrecht zur Gelenkoberfläche verlaufende Risse und Spalten bis hin zu Abrissen von Knorpelteilen.

An den Rändern der Risse entwickeln sich Knorpelzellnester mit vermehrter Bildung von Knorpelzellen. Damit versucht der Körper, die Defekte zu reparieren. Das gelingt jedoch nicht, weil der neu gebildete Knorpel nicht funktionstüchtig ist.

Phase 3: Knorpelabrieb

Knorpelabrieb

Der Untergang des Gelenkknorpels setzt sich in dieser Phase weiter fort, bis der darunter befindliche Knochen vollkommen freigelegt ist; das bezeichnet man als „Knochenglatze". Der vom Knorpel entblößte Knochen wirkt elfenbeinartig, seine Struktur verdickt und verdichtet sich. Diese Osteosklerose findet vorwiegend in der Mitte der Gelenkflächen statt.
An den Rändern der beiden Gelenkflächen entsteht neuer Knorpel. Dadurch wird die statische und dynamische Belastung des Gelenks ungünstig verändert und die weitere Arthrose begünstigt.
Die neu gebildeten Knorpelzellen an den Gelenkkanten sind ein minderwertiger Ersatz, der nicht die Funktionen des normalen Knorpels erfüllen kann. Man muß diese Neubildungen als mißlungenen Versuch der Reparatur durch körpereigene Selbstheilungsregulationen verstehen.

Phase 4: Knochenabschliff

Knochenabschliff

Der Knochen unter dem Gelenkknorpel ist nicht darauf eingerichtet, die Belastungen längere Zeit ohne Schutz durch den Knorpel zu ertragen. Nachdem der Knorpel völlig abgeschliffen ist, kommt es nun zum Abschliff des Knochens. Im Lauf der Zeit wird der Knochen völlig zerstört und schließlich die Knochenmarkhöhle eröffnet.
Unter der Belastung bröckeln Teile des Knochens und Trümmerstücke des Knorpels in die Gelenkhöhle hinein. Hier wirken sie wie Fremdkörper und reizen das Gelenkinnere. Dadurch entstehen nun Entzündungen, die den Knochen zusätzlich schädigen. Die Degeneration schreitet nun unaufhaltsam weiter fort.

Bindegewebige Reparatur

Phase 5: Bindegewebige Reparatur

Sobald die Knochenmarkhöhle durch den Knochenabschliff eröffnet wurde, kann eine Reparatur des Schadens beginnen. Blutgefäße und Vorstufen der Bindegewebszellen (Fibroblasten) gelangen aus der Markhöhle an die Oberfläche der beiden Gelenkteile, so daß jetzt Bindegewebe gebildet werden kann. Dieses Gewebe breitet sich als Narbenplatte über dem knorpelfreien Knochen aus und deckt den Schaden ab.

Allerdings kann dieses Bindegewebe natürlich nie die Funktionen des Gelenkknorpels übernehmen. Es bleibt ein minderwertiger Ersatz, der die Beweglichkeit der Gelenke nicht wieder herstellen kann. Auch die Stoßdämpferwirkung des Knorpels ersetzt das Bindegewebe nicht vollwertig.

In der Endphase treten immer wieder Entzündungen im arthrotisch veränderten Gelenk auf. Auch daran wird erkennbar, daß das vermehrt gebildete Bindegewebe lediglich Defekte überdeckt, aber keinesfalls zur Selbstheilung führt.

Dauer der Arthrose bis zum Endstadium

Frühzeitige Therapie ist wichtig

Der Übergang von Phase 1 bis Phase 5 vollzieht sich unterschiedlich schnell. Im allgemeinen dauert es Jahre oder gar länger als ein Jahrzehnt, ehe die Endphase erreicht ist. Bei frühzeitiger Therapie kann dieser Vorgang deutlich verzögert werden; oft gelingt es auch, die Erkrankung therapeutisch so zu hemmen, daß sie nicht in die nächste Phase übergeht. Wenn allerdings erst einmal die Phase 4 erreicht ist, darf man im allgemeinen nicht mehr erwarten, daß die weitere Degeneration noch gebremst werden kann, geschweige denn eine Besserung erreicht wird.

Degenerative Spondylose der Wirbelgelenke

Bei Männern 8mal häufiger

Eine Arthrose mit fortschreitenden degenerativen Veränderungen der kleinen Wirbelgelenke, zum Teil auch der Brustwirbel-Rippen-Gelenke, tritt bei Männern etwa 8mal häufiger als bei Frauen auf. Hauptsächlich betrifft sie ältere Menschen, bei Bandscheibenschäden kann sie aber auch schon in jüngeren Jahren auftreten.

Entspricht der Arthrose anderer Gelenke

Weitere spezifische Faktoren

Die als Spondylose bezeichnete Erkrankung entspricht im Prinzip der Arthrose anderer Gelenke. In den kleinen Wirbelgelenken laufen die gleichen degenerativen Prozesse ab, auch die Ursachen ähneln zum Teil denen bei Arthrosen anderer Gelenke. Bei der Spondylose kommen aber oft noch weitere spezifische Faktoren hinzu, hauptsächlich falsche Gewohnheitshaltungen und Degeneration der Bandscheiben. Durch diese spezifischen Einflüsse werden die Wirbelgelenke unmittelbar geschädigt.

Betrifft vor allem die Lendenwirbelsäule

Die Spondylose betrifft vor allem die Lendenwirbelsäule, oft auch die Wirbelgelenke im Halsbereich. An den wenig beweglichen Gelenken der Brustwirbel und den Rippengelenken dagegen kommt es relativ selten zur Spondylose.

Beginn mit Rücken- oder Kreuzschmerzen

Die Krankheit beginnt mit Rücken- oder Kreuzschmerzen, die anfangs vor allem nachts und am frühen Morgen bestehen. Beim Aufstehen besteht die typische Morgensteifigkeit der Rückens. Sobald man richtig in Gang gekommen ist, verschwinden die Beschwerden oder bessern sich zumindest deutlich, die Rückensteifigkeit läßt nach.

Weiterer Verlauf

Wenn in diesem frühen Stadium nicht behandelt wird, wird die Spondylose allmählich schlimmer. Die Schmerzen verstärken sich und verschwinden durch Bewegung nicht mehr, sondern halten den ganzen Tag an. Aus der Morgensteifigkeit entwickelt sich eine dauernde Einschränkung der Beweglichkeit des Rückens. Selbst einfache Bewegungen fallen dann immer schwerer.

Versuch der Selbstreparatur des Körpers

Die Bandscheiben werden schmäler

Im weiteren Verlauf entwickeln sich an den Wirbelgelenken – ähnlich wie bei Arthrose anderer Gelenke – Aufrauhungen, Erhebungen, Zacken und Knorpelzellwülste am Gelenkrand. Sie sind als Versuch der Selbstreparatur durch den Körper zu verstehen, der aber die Funktionsfähigkeit nicht wieder herstellt.
Allmählich werden auch die Bandscheiben schmäler, und die Zwischenwirbellöcher verengen sich. Das führt zur schmerzenden Reizung der Nerven, die durch diese Öffnungen vom Rückenmark abgehen oder ins Rückenmark eintreten. Deshalb können die Schmerzen auch in entfernte Körperregionen ausstrahlen und Funktionsstörungen innerer Organe (z. B. Herz, Atemwege, Verdauungssystem) verursachen, die zunächst an eine andere Krankheit denken lassen.

Endstadium mit starken Schmerzen

Im Endstadium bestehen starke Schmerzen im Rükken oder Kreuz, die zum Teil mit beschwerdefreien Phasen abwechseln. Anfallsweise können die Schmerzen besonders heftig auftreten. Der Rücken ist im betroffenen Abschnitt nahezu unbeweglich. Durch die ständige Reizung verspannen sich die Rückenmuskeln dauernd, was ebenfalls zu Schmerzen führt.

Komplikationen

Als Komplikationen können im fortgeschrittenen Stadium Schulter-Arm-Schmerzen, Ischias und akuter Bandscheibenvorfall auftreten. Beim Vorfall einer Bandscheibe entstehen unter Umständen Lähmungen, die eine rasche chirurgische Behandlung erfordern.

Auch bei der Spondylose gilt, daß eine frühzeitige Therapie den Krankheitsverlauf hemmen und die Beschwerden lindern kann. Wenn der Knorpel der kleinen Wirbelgelenke erst einmal abgeschliffen ist und der Knochen bloßliegt, ist allerdings keine nachhaltige Besserung mehr zu erwarten.

Diagnose bei Gelenkerkrankungen

Zur Diagnose von Gelenkerkrankungen werden verschiedene Untersuchungsmethoden eingesetzt. Dadurch sollen Art und Schwere der Krankheiten genau beurteilt und möglichst auch die Ursachen festgestellt werden (letzteres gelingt aber nicht immer), damit eine gezielte Therapie möglich wird. Bei chronisch verlaufenden Gelenkerkrankungen sind zwischendurch immer wieder neue Untersuchungen erforderlich, um den Krankheitsverlauf zu beurteilen und bei Bedarf die Therapie zu verändern.

Art und Schwere der Krankheit beurteilen

Damit Sie verstehen, welchem Zweck die verschiedenen Untersuchungen dienen, und keine falsche Angst davor entwickeln, sollen die gebräuchlichen diagnostischen Methoden jetzt kurz vorgestellt werden.

Inspektion der betroffenen Gelenke

Diese einfache Untersuchungsmethode steht meist am Anfang der Diagnose. Damit verschafft sich der Therapeut einen ersten Eindruck vom Zustand des Patienten und stellt eine vorläufige Diagnose. Von diesem 1. Befund hängt es dann ab, ob und welche weiteren Untersuchungen erforderlich sind, um die vorläufige Diagnose zu präzisieren und abzusichern.

Steht meist am Anfang der Diagnose

Die Inspektion beginnt mit der Betrachtung der

Betrachtung der schmerzenden Gelenke

schmerzenden Gelenke. Dabei erkennt man entzündliche Schwellungen und Rötungen als Hinweise auf eine Gelenkentzündung. Außerdem kann gleich geklärt werden, ob vielleicht eine Verletzung als Ursache der Symptome vorliegt.

Betasten der erkrankten Gelenke

Ergänzt wird dieser Sichtbefund durch Betasten der erkrankten Gelenke. Dabei kann man Schwellungen feststellen, die vielleicht noch nicht deutlich sichtbar sind. Ferner ermittelt man durch den Tastbefund noch Verspannungen der Muskulatur, Fehlstellungen von Gelenken und Wirbeln oder vorgetretene Bandscheiben.

Funktionsprüfung der Gelenke

Aufschluß über die Beweglichkeit der Gelenke

Der Inspektion folgt meist eine Funktionsprüfung der erkrankten Gelenke. Sie gibt Aufschluß darüber, ob und wie stark die Beweglichkeit eingeschränkt ist, und erlaubt später eine Kontrolle des therapeutischen Erfolgs. Zur Prüfung werden die folgenden beiden Methoden eingesetzt:

- *Aktive Bewegungen*, die der Patient selbst nach Anweisung des Therapeuten mit den Gelenken ausführt.
- *Passive Bewegungen*, bei denen der Therapeut die Gelenke ohne Mitwirkung des Patienten bewegt.

Auf Besonderheiten achten

Dabei muß auf mehrere Besonderheiten geachtet werden. Wichtig ist vor allem, ob und welche Bewegungen schwer oder überhaupt nicht mehr ausgeführt werden können, bei welchen Bewegungsabläufen und Gelenkstellungen die Schmerzen stärker oder schwächer werden und ob bei den Bewegungen besondere Symptome (wie Knacken oder Knirschen im Gelenk) auftreten.

Zuverlässige Rückschlüsse

Aus solchen Befunden zieht der erfahrene Therapeut recht zuverlässige Rückschlüsse auf Art und Schwere der Krankheit. Sie sind außerdem wichtig, um ein individuelles Bewegungsprogramm verordnen zu können.

Labordiagnostische Untersuchungen

Verschiedene Methoden der Labordiagnostik sind bei Gelenkerkrankungen angezeigt. Ihre Befunde können andere Untersuchungen absichern, zum Teil aber auch erst darauf hinweisen, daß weitere gezielte Untersuchungen notwendig sind. Nicht zuletzt kann der Therapeut mit Laboruntersuchungen die Wirkungen der Behandlung kontrollieren.

Wirkungen der Behandlung kontrollieren

Die Labordiagnostik mag manchem Patienten lästig sein, zum Beispiel wegen der Entnahme von Blut. Aber die Untersuchungen sind risikoarm und sollten deshalb bei Bedarf auch häufiger durchgeführt werden, wenn eine Gelenkerkrankung chronisch verläuft. Vor allem bei Gicht sind Laboruntersuchungen auch dann schon sinnvoll, wenn die Krankheit zwar noch nicht begonnen hat, aber erhöhte Harnsäurewerte im Blut auf das Risiko hinweisen. Dann läßt sich nämlich überprüfen, ob die vorbeugend durchgeführten Maßnahmen ausreichend wirken.

Risikoarm

Vor allem bei Gicht sinnvoll

Blutbild und Blutsenkung

Diese beiden labordiagnostischen Standarduntersuchungen werden routinemäßig bei vielen Erkrankungen durchgeführt. Man gewinnt dabei keine spezifischen Befunde bei Gelenkkrankheiten. Erst zusammen mit anderen Untersuchungsergebnissen können die gewonnenen Blutwerte richtig interpretiert werden.

Standarduntersuchungen

Zum *Blutbild* benötigt man eine geringe Menge Blut, die der Fingerkuppe oder dem Ohrläppchen entnommen wird. Aus dieser Blutprobe bestimmt man vor allem die Anzahl der weißen und roten Blutkörperchen und den Farbstoffgehalt des Bluts. Diese Blutwerte sind bei Gelenkerkrankungen zum Teil verändert, Gelenkentzündungen führen zum Beispiel zum Anstieg der weißen Blutkörperchen als Zeichen der Abwehraktivität des Körpers. Aber über Art und

Blutbild

Schwere der Krankheit kann das Blutbild allein keine zuverlässige Auskunft geben.

Blutsenkung

Als *Blutsenkung*, kurz BSG genannt, bezeichnet man die Geschwindigkeit, mit der die Blutkörperchen im Reagenzglas nach unten sinken. Dazu benötigt man knapp 2 ml Blut, das aus einer Vene entnommen wird. Dann füllt man es in ein dünnes Röhrchen, das mit einer Millimeterskala versehen ist. Vorher wird ein gerinnungshemmender Stoff zugesetzt, damit das Blut im Röhrchen nicht verklumpt.

Normalwerte

An der Skala kann man ablesen, wie schnell die Blutkörperchen nach unten sinken. Die Normalwerte betragen bei Gesunden nach der 1. Stunde nicht mehr als 10 mm, nach der 2. Stunde nicht über 20 mm.

Eine beschleunigte BSG deutet auf eine Erkrankung hin

Eine beschleunigte BSG deutet oft auf eine Erkrankung hin, unter anderem ist sie auch bei Gelenkentzündungen zu beobachten. Vor allem bei älteren Menschen kann die erhöhte BSG aber auch ohne nachweisbare Krankheit auftreten.

Wenn die Blutkörperchen zu rasch absinken, erkennt man an den Werten jedoch nicht, welche Krankheit vorliegt. Diese muß erst durch weitere Untersuchungen festgestellt werden.

Allgemeiner Orientierugstest

Die BSG ist also ein allgemeiner Orientierungstest, der auf mögliche Störungen im Körper hinweist. Ein normaler Wert spricht keineswegs sicher gegen eine Krankheit.

Unklare Rheumafaktoren

Eiweißstoffe im Blut

Als Rheumafaktoren bezeichnet man Eiweißstoffe im Blut, die bei Störungen der Abwehrfunktionen auftreten können. Der Begriff *Rheumafaktoren* ist aber irreführend, denn diese Stoffe kommen nicht nur bei rheumatischen Erkrankungen vor.

Besonders bei chronischer Polyarthritis

Bei vielen Rheumaformen sind sie überhaupt nicht oder nur selten nachweisbar, lediglich bei chronischer Polyarthritis bestehen sie bei etwa 75 % aller Patienten.

Kompliziert wird das, weil die Rheumafaktoren auch bei anderen Erkrankungen vorhanden sein können, die nichts mit Rheuma zu tun haben, z. B.Infektionen,

Leberleiden, Herzinfarkte und Depressionen. Manchmal lassen sich überhaupt keine krankhaften Ursachen diagnostizieren, wenn das Blut die Rheumafaktoren enthält.

Nicht überbewerten

Die Untersuchung darf also nicht überbewertet werden. Vorhandene Rheumafaktoren weisen nicht unbedingt auf eine rheumatische Krankheit hin, das Fehlen der Eiweißstoffe schließt Rheumatismus nicht sicher aus.

Trotz dieser Unklarheiten soll der Test durchgeführt werden, um Hinweise auf eine mögliche rheumatische Erkrankung zu erhalten. Diese muß dann aber auf andere Weise zuverlässig diagnostiziert werden.

Die Gewebsgruppenmerkmale

Die Gewebe des menschlichen Körpers besitzen eine Reihe von Merkmalen, die in all ihren Zellen vorhanden sind. Danach kann man Gewebe mit gleichen Merkmalen zu Gruppen zusammenfassen, ähnlich wie die 4 Blutgruppen. Insgesamt sind heute etwa 70 dieser Gewebsgruppen bekannt.

70 Gewebsgruppen sind bekannt

Es führte zu weit, hier ausführlicher darauf einzugehen. Besonders wichtig sind die Gewebsgruppen bei Organtransplantationen. Man kann danach beurteilen, ob ein Spenderorgan vom Empfänger gut vertragen wird.

Die Bestimmung der Gewebsgruppen erfolgt mit Hilfe der Lymphzellen, die zu den weißen Blutkörperchen gehören. Deshalb bezeichnet man das System der Gewebsgruppenmerkmale als *Human Lymphocyte Antigen*, kurz HLA.

Human Lymphocyte Antigen

Die einzelnen Merkmale werden durch eine Kombination aus Buchstaben und Zahlen bezeichnet. Bei der Rheumadiagnostik spielt das Gewebsgruppenmerkmal HLA-B 27 eine Rolle. Es kommt nur bei 7 % aller gesunden Europäer vor, die anderen sind alle HLA-B 27-negativ. Eine Ausnahme bilden lediglich Menschen, die an der Bechterew-Krankheit leiden; rund 95 % von ihnen weisen HLA-B 27 als Merkmal

HLA-B 27

des Gewebes auf. Die Gründe dafür sind noch nicht ausreichend geklärt.

Bei Bechterew-Krankheit

Die labordiagnostische Suche nach HLA-B 27 wird dann durchgeführt, wenn andere Symptome den Verdacht auf Bechterew-Krankheit begründen. Dann kann ein Befund mit HLA-B 27 positiv diesen Verdacht erhärten. Ferner läßt sich die Untersuchung bei Gesunden einsetzen, um frühzeitig zu klären, ob das Risiko einer Bechterew-Krankheit besteht, zum Beispiel dann, wenn die Erkrankung bereits in der Familie vorkam.

Ein positiver HLA-B 27-Befund muß bei Gesunden jedoch nicht bedeuten, daß sie tatsächlich an Morbus Bechterew erkranken werden. Das Gewebsgruppenmerkmal kann lediglich ein erhöhtes Risiko anzeigen. Deshalb sollten dann regelmäßige Kontrolluntersuchungen vorgenommen werden, damit man die Krankheit gegebenenfalls frühzeitig erkennen und behandeln kann.

Harnsäurewerte bei Gicht

Standarduntersuchung bei Gicht

Beim Verdacht auf eine Störung des Harnsäurestoffwechsels, insbesondere bei familiärer Vorbelastung, sowie bei Symptomen der akuten Gicht gehört die Bestimmung der Harnsäurewerte im Blut und der Harnsäureausscheidung mit dem Urin zu den Standarduntersuchungen.

Aus der Sicht der Naturmedizin sind auch schon geringfügig erhöhte Harnsäurewerte im Blut riskant; dadurch muß es zwar nicht zur Gicht kommen, aber andere rheumatische Krankheiten werden wahrscheinlich begünstigt.

Normalwerte

Der normale Harnsäurespiegel im Blut liegt bei Frauen zwischen 2 und 6,3 mg, bei Männern zwischen 2,6 und 6,5 mg pro 100 ml Blutserum. Wenn diese Normwerte überschritten werden, deutet das auf ein erhöhtes Gichtrisiko oder bereits bestehende Gicht hin. Die Naturmedizin beurteilt Harnsäurewerte zwischen 2 und 4 mg pro 100 ml Serum als unbedenklich, danach soll bereits ein erhöhtes allgemeines Rheumarisiko bestehen (das ist aber umstritten).

Harnsäureausscheidung

Die Ausscheidung der Harnsäure mit dem Urin beträgt durchschnittlich 0,25–0,75 g, zum Teil bis über 1 g am Tag. Wenn dieser Normwert unterschritten wird (also keine Überschreitung wie bei den Blutwerten), besteht ebenfalls ein erhöhtes Rheuma- und Gichtrisiko oder bereits akute Gicht, weil die Nieren dann nicht mehr genügend Harnsäure aus dem Blut filtern .

Die Harnsäurewerte können durch verschiedene Faktoren verändert werden, ohne daß schon eine krankhafte Störung vorliegen muß. Vor allem durch Kuren mit Rohkost sinkt der Harnsäureblutspiegel oft unter die Norm; auch die Ausscheidung mit dem Urin verringert sich dann.

Fastenkuren

Bei strengen Fastenkuren dagegen werden Zellen im Körper abgebaut, und die aus ihren Kernen freigesetzten Purine können die Harnsäurewerte im Blut deutlich erhöhen; dann muß bei Gesunden aber gleichzeitig die Ausscheidung der Harnsäure mit dem Urin vermehrt sein. Solche Besonderheiten müssen dem Therapeuten mitgeteilt werden, damit er die veränderten Harnsäurewerte nicht falsch interpretiert.

!

> Zu hohe Harnsäurewerte sind immer eine Aufforderung zur Therapie, auch wenn noch keine Rheuma- oder Gichtbeschwerden bestehen. In erster Linie erfordern sie eine Umstellung falscher Ernährungsgewohnheiten, um die Zufuhr von Purinen einzuschränken. Wenn das rechtzeitig erfolgt, lassen sich Gicht und andere rheumatische Krankheiten oft noch verhindern.

Untersuchung der Gelenkflüssigkeit

Zur genauen Diagnose einer Gelenkerkrankung kann es notwendig werden, die Gelenkflüssigkeit labordiagnostisch zu untersuchen. Dazu führt man mit einer speziellen Kanüle eine Punktion des kranken Ge-

Punktion des erkrankten Gelenks

lenks durch, um etwas Gelenkflüssigkeit zu entnehmen.

Nicht ganz unbedenklich

Diese Prozedur wird meist als unangenehm empfunden und ist auch nicht ganz unbedenklich. Gelegentlich kommt es durch die Punktion zur Infektion mit eitriger Arthritis. Deshalb sollte diese Untersuchung nur dann vorgenommen werden, wenn anders keine zuverlässige Diagnose möglich erscheint.

Bestimmung der weißen Blutkörperchen

In der Gelenkflüssigkeit wird vor allem die Anzahl der darin enthaltenen weißen Blutkörperchen bestimmt. Außerdem achtet der Therapeut auf Knorpeltrümmer und Knochenabriebteilchen durch Arthrose, Harnsäurekristalle bei Gicht und Eiter bei bakterieller Gelenkentzündung.

Krankheiten können genauer diagnostiziert werden

Aus der Anzahl der weißen Blutkörperchen in der Gelenkflüssigkeit können mehrere Krankheiten genauer diagnostiziert werden. Bei Werten um 10.000 weiße Blutkörperchen in 1 mm^3 der Gelenkflüssigkeit besteht der Verdacht auf eine primär chronische Polyarthritis; in diesem Fall sieht die Gelenkflüssigkeit meist auch gelblich-trüb aus.

Wenn die weißen Blutkörperchen deutlich unter 10.000 in 1 mm^3 Gelenkflüssigkeit liegen, deutet das auf eine Arthrose hin, sofern noch weitere Symptome dafür sprechen. Bei Werten weit über 10.000 weiße Blutkörperchen in 1 mm^3 Gelenkflüssigkeit muß meist an eine bakterielle Gelenkentzündung gedacht werden; dann befindet sich oft auch Eiter in der Flüssigkeit.

Röntgendiagnostik

Belastung mit radioaktiver Strahlung

Jede Röntgenuntersuchung bedeutet eine Belastung mit radioaktiver Strahlung, die auch bei geringer Dosis nie ganz unbedenklich ist. Hinzu kommt, daß in Deutschland noch viele veraltete und/oder technisch nicht mehr einwandfrei arbeitende Röntgenapparate betrieben werden, die den Patienten einer unnötig hohen Strahlenbelastung aussetzen. Die Bedenken vieler Menschen gegen röntgenologische Untersuchun-

gen sind deshalb bis zu einem gewissen Grad durchaus berechtigt.
Andererseits können Erkrankungen der Gelenke zum Teil nur durch die Röntgenuntersuchung zuverlässig beurteilt werden. Da das zur gezielten Therapie notwendig ist, führt an den Röntgenuntersuchung oft doch kein Weg vorbei. Sie sollte also nie grundsätzlich abgelehnt, aber doch im Gespräch mit dem Therapeuten kritisch hinterfragt werden.

Nie grundsätzlich ablehnen

Wenn der Befund durch andere Diagnosemethoden ziemlich sicher erscheint, kann zunächst durchaus auf eine Röntgenuntersuchung verzichtet und eine Behandlung eingeleitet werden. Wenn diese dann nicht zufriedenstellend hilft, ist es immer noch möglich, mit Hilfe der Röntgendiagnostik genauer zu prüfen, welche Krankheitsprozesse in den Gelenken ablaufen. Wir sind heute alle zahlreichen schädlichen Belastungen aus der Umwelt ausgesetzt, da sollte jedes vermeidbare zusätzliche Risiko ausgeschlossen werden.
Sinnvoll sind Röntgenuntersuchungen vor allem bei den folgenden Gelenkerkrankungen:

Sinnvoll bei folgenden Krankheiten

- *Verdacht auf primär chronische Polyarthritis*, die anfangs röntgendiagnostisch vor allem an der Verengung des Gelenkspalts erkennbar wird; die Zerstörung der Gelenk- und Knochenstruktur wird erst später deutlicher im Röntgenbild sichtbar.
- *Verdacht auf Arthrose*, bei der die Degeneration der Gelenk- und Knochenstruktur allerdings im Frühstadium nicht unbedingt schon röntgendiagnostisch zu erkennen ist.
- *Verdacht auf Bechterew-Krankheit*, bei der die röntgenologische Untersuchung frühesten 4 Monate nach dem Beginn der Schmerzen zu ersten Befunden führen kann; erst in fortgeschrittenen Fällen erkennt man im Röntgenbild deutlicher die Verknöcherung der Wirbelsäule.

Als Alterantive zur Röntgenuntersuchung eines einzelnen erkrankten Gelenks wird heute vermehrt auch die *Arthroskopie* eingesetzt, bevorzugt bei unklaren chronischen Gelenksymptomen. Am häufigsten führt man diese Untersuchung am Kniegelenk durch.

Arthroskopie ist eine Alternative

Dazu wird das Gelenk in örtlicher Betäubung oder unter Narkose zunächst mit Gas aufgebläht; dann kann mit Hilfe eines Endoskops der Gelenkinnenraum genau betrachtet werden.

Zuverlässiger als Röntgenuntersuchung

Dieses Verfahren ist zuverlässiger als die Röntgenuntersuchung, weil der Therapeut die krankhaften Veränderungen im Gelenk unmittelbar wahrnehmen kann. Allerdings drohen auch Komplikationen, die bei der Röntgenuntersuchung nicht zu befürchten sind, vor allem Verletzungen des Gelenkknorpels mit dem Endoskop. Bei Durchführung der Untersuchung durch einen erfahrenen Therapeuten liegt das Risiko solcher Komplikationen jedoch gering.

Den Therapeuten fragen

Ob eine Arthroskopie als Alternative zur Röntgenuntersuchung geeignet ist, kann nur der Fachmann beurteilen. Falls Ihnen eine Röntgenuntersuchung eines Gelenks bevorsteht, fragen Sie vorher den Therapeuten, ob nicht eine Arthroskopie ebenso zuverlässige Ergebnisse liefern kann, damit Sie sich unter Umständen eine unnötige Strahlenbelastung ersparen.

Die schulmedizinische Standardtherapie

Arzneimittel zur Unterdrückung der Symptomatik

Das Therapiekonzept der Schulmedizin bei Gelenkerkrankungen besteht hauptsächlich aus Arzneimitteln, um die Symptomatik zu unterdrücken. In schweren Fällen, wenn diese Behandlung nicht mehr genügt, wird auch operiert.
Verschiedene natürliche Heilverfahren, vor allem Wärme-, Kältetherapie, Massagen, Bewegungsübungen, TENS- und Magnetfeldbehandlung, die wir später bei der Ganzheitstherapie vorstellen, werden inzwischen zwar ebenfalls von der offiziellen Medizin genutzt, jedoch nur als begleitende Behandlung. Diese halbherzige Kombination von Schulmedizin und Naturheilkunde ist nicht eingebettet in ein ganzheitliches Therapiekonzept und deshalb nicht optimal wirksam.

Vorteile, Risiken und Grenzen

Die schulmedizinische Behandlung ist nicht überflüssig

Trotz aller Einwände gegen die schulmedizinische Behandlung – überflüssig ist sie sicherlich nicht. Wer selbst schon einmal an einer schmerzhaften akuten Gelenkentzündung oder einem akuten Gichtanfall litt, wird die Vorteile der Schulmedizin zu schätzen wissen: Chemische Arzneimittel können den Schmerz und die Entzündung schnell unterdrücken und ersparen dem Patienten viel unnötiges Leiden.

Es wäre verfehlt, aus „ideologischen" Gründen diese rasch wirksame Therapie generell abzulehnen. Der Schmerz in den Gelenken verliert ja seine Funktionen als Warnzeichen, sobald die Krankheit richtig diagnostiziert wurde. Daher ist es bei stärkeren Schmerzen durchaus gerechtfertigt, sie massiv zu unterdrücken. Nach neueren Erkenntnissen erscheint das sogar dringend angezeigt, denn starke Schmerzen beeinträchtigen nicht allein das subjektive Befinden, sondern schwächen auch die körpereigenen Abwehr- und Selbstheilungsregulationen.

Stärkere Schmerzen müssen unterdrückt werden

Der Vorteil der raschen Unterdrückung der Symptome durch chemische Medikamente hat aber seinen Preis: zahlreiche mögliche Nebenwirkungen, die dadurch auftreten können. Unter Umständen sind sie sogar schlimmer als die Symptome, gegen die solche Arzneimittel eingenommen werden. Insbesondere bei der längeren Einnahme, die in chronischen Fällen verordnet wird, nimmt das Risiko ernster, manchmal lebensbedrohlicher Nebenwirkungen (z. B. Nierenversagen durch Schmerzmittel) deutlich zu. Deshalb muß stets je nach Einzelfall sorgfältig abgewogen werden, ob eine Krankheit so schwerwiegend verläuft, daß man die Risiken in Kauf nehmen muß. Im voraus läßt sich leider nie zuverlässig beurteilen, ob ein Patient ein chemisches Arzneimittel gut verträgt oder mit heftigen Nebenwirkungen darauf reagiert.

Mögliche Nebenwirkungen

!

Daraus ergibt sich eine grundsätzliche Empfehlung für die Behandlung von Gelenkerkrankungen: Chemische Arzneimittel sind dann angezeigt, wenn die Krankheit so schwer verläuft, daß eine rasche medikamentöse Unterdrückung der Symptomatik unerläßlich erscheint und mögliche Nebenwirkungen im Vergleich zu den Beschwerden als das geringere Übel erscheinen.

Symptomunterdrückung erzielt keine Heilung

Diesem Grundsatz wird auch ein vernünftiger Naturmediziner folgen. Er bleibt sich allerdings immer bewußt, daß allein durch Unterdrückung von Symptomen noch keine Heilung erzielt wird. Sein Therapiekonzept wird deshalb darauf ausgerichtet sein, diese

Grenze der schulmedizinischen Behandlung zu überwinden, indem er zusätzlich Naturheilverfahren anwendet, die sich gegen die Krankheitsursachen richten. Dazu stehen genügend bewährte Naturheilmittel zur Verfügung, angefangen bei der traditionellen Pflanzen- und Wassertherapie bis hin zu modernen Heilverfahren, z. B. Enzym- und Thymustherapie.

Zusätzlich Naturheilverfahren gegen die Krankheitsursachen

Allerdings sind auch der Naturmedizin Grenzen gesetzt. Es gelingt nicht immer, eine Gelenkerkrankung vollständig zu heilen. Aber dann zeigen sich die Vorteile natürlicher Heilmittel noch deutlicher, denn im Gegensatz zur schulmedizinischen Behandlung sind sie auch bei Langzeitgebrauch besser verträglich.

Auch die Naturmedizin hat Grenzen

Die medikamentöse Behandlung

In erster Linie verordnet die Schulmedizin bei Gelenkerkrankungen schmerz- und entzündungslindernde Arzneimittel, angefangen bei der recht gut verträglichen Azetylsalizylsäure, kurz ASS genannt, bis hin zu Kortikosteroiden bei schwerem Verlauf. Wenn eine Infektion vorliegt, werden auch Antibiotika angewendet. Außerdem gibt es spezielle Medikamente zur Gichttherapie und einige andere Arzneimittel, die seltener gebraucht werden.

Schmerz- und entzündungslindernde Mittel

Azetylsalizylsäure

Zu den am häufigsten gebrauchten Wirkstoffen, die Schmerzen lindern und Entzündungen hemmen, gehört die *Azetylsalizylsäure (ASS)*. Chemisch leitet sie sich von der Salizylsäure ab, die früher vor allem aus Weidenrinde gewonnen wurde. Im weitesten Sinn kann man ASS sogar noch den „natürlichen" Heilmitteln zurechnen. Sie ist in der Regel besser verträglich als die Salizylsäure aus Weidenrinde.
Die entzündungshemmende Wirkung von ASS gilt als

Zufriedenstellende Schmerzlinderung

gut und genügt bei den meisten entzündlichen Gelenkerkrankungen. Auch die Schmerzlinderung durch ASS fällt bei leichten bis mittelstarken Schmerzen zufriedenstellend aus, bei heftigen Schmerzen hilft der Wirkstoff allerdings nicht mehr ausreichend.

Steigerung der körpereigenen Abwehr

Darüber hinaus ergaben Untersuchungen der ASS noch weitere interessante Wirkungen, von denen bei Gelenkerkrankungen die Steigerung der körpereigenen Abwehrkräfte von Bedeutung ist. Es scheint, daß die Unterdrückung der entzündlichen Prozesse durch ASS nicht das Immunsystem schwächt, wie die Naturmedizin bei anderen entzündungshemmenden Wirkstoffen annimmt.

Zur Selbstbehandlung nur vorübergehend anwenden

Arzneimittel mit ASS sind rezeptfrei erhältlich und werden grundsätzlich auch in der Naturheilkunde eingesetzt, wenn die Schmerz- und Entzündungslinderung auf andere Weise nicht so rasch möglich ist. Zur Selbstbehandlung sollte ASS aber nur vorübergehend gebraucht werden, die längere Anwendung muß fachlicher Verordnung vorbehalten bleiben. Ganz unbedenklich ist nämlich auch dieser Wirkstoff nicht. Zu den möglichen Nebenwirkungen gehören vor allem:

Mögliche Nebenwirkungen

- *Magen-Darm-Reizungen mit Magenschmerzen,* teilweise auch Magen-Darm-Entzündungen und blutende Geschwüre; das Risiko dieser Nebenwirkungen wird vermindert, wenn man ASS zu den Mahlzeiten verabreicht, bei sehr empfindlichem und krankem Magen muß aber meist darauf verzichtet werden.
- *Allergische Reaktionen* bei individueller Überempfindlichkeit, insbesondere Hautausschläge, schlimmstenfalls akute Asthmaanfälle; vorsorglich sollten Allergiker ASS nie ohne fachliche Erlaubnis einnehmen, bei bekannter Überempfindlichkeit dagegen muß natürlich strikt darauf verzichtet werden.
- *Störungen der Blutgerinnung* mit Neigung zu schwer stillbaren Blutungen, die vor allem im Magen-Darm-Kanal bedenklich werden können; andererseits nutzt man gerade diese gerinnungshemmende Wirkung, um ASS in niedriger Dosis

zur Vorbeugung von Thrombosen und Infarkten einzusetzen.

- *Leber- und/oder Nierenschäden*, die im allgemeinen aber nur nach langem Gebrauch auftreten; dieses ernste Risiko ist bei ASS wesentlich geringer als bei vielen anderen Schmerzmitteln, darf aber nicht vernachlässigt werden.

Dosierung

Im allgemeinen dosiert man ASS in Einzelgaben von 500 mg, maximal 1000 mg. Einleitend können über den Tag verteilt insgesamt 8–12 g ASS verabreicht werden. Nach Besserung und zur Langzeittherapie reduziert man auf höchstens 3–5 g täglich.

Ibuprofen

Als Alternative zur ASS steht *Ibuprofen* zur Verfügung, das ähnlich gut schmerz- und entzündungslindernd wirkt. Wegen der meist guten Verträglichkeit wurde die Rezeptpflicht für die niedrig dosierten Medikamente mit diesem Wirkstoff aufgehoben. Sie eignen sich auch zur vorübergehenden Selbsthilfe, die längere Anwendung muß jedoch fachlich verordnet und regelmäßig überwacht werden. Die möglichen Nebenwirkungen von Ibuprofen ähneln denen der ASS, insbesondere Störungen im Magen-Darm-Kanal treten häufiger auf.

Eignet sich zur vorübergehenden Selbsthilfe

Dosierung

Die durchschnittliche Tagesdosis beträgt 2–3mal 200–400 mg; das genügt im allgemeinen, um Entzündungen und leichte bis mittelstarke Schmerzen gut zu beeinflussen. Bei Bedarf sind zwar wesentlich höhere Dosen möglich, aber sie müssen stets fachlich verordnet werden; dazu verwendet man dann rezeptpflichtige Ibuprofen-Zubereitungen mit höherem Wirkstoffgehalt. Die hoch dosierte Einnahme erhöht natürlich das Risiko von Nebenwirkungen.

Ketoprofen

Der chemisch mit Ibuprofen verwandte Wirkstoff *Ketoprofen* wirkt stärker und steht unter Rezeptpflicht. Er wird bei erheblichen Schmerzen und Entzündungen gebraucht, vor allem auch bei rheumatischen Erkrankungen der Wirbelsäule. Die Nebenwirkungen ähneln denen von Ibuprofen. Im Durchschnitt gibt man 2–3mal täglich 0,05 g Ketoprofen, eine höhere Dosierung ist grundsätzlich nicht erlaubt.

Der schmerzlindernde und fiebersenkende, aber kaum

Paracetamol

entzündungshemmende Wirkstoff *Paracetamol* leitet sich chemisch vom Phenazetin ab, das früher oft gebraucht, inzwischen wegen seiner ernsten Nebenwirkungen bei uns aber aus dem Verkehr gezogen wurde. Paracetamol ist wesentlich besser verträglich als Phenazetin und deshalb meist rezeptfrei erhältlich, soll aber trotzdem nur nach fachlicher Verordnung gebraucht werden. Es kann nämlich auch zu ernsten Nebenwirkungen führen, vor allem asthmaartige Atemnot bei individueller Überempfindlichkeit, Blutdruckabfall bis zum akut lebensgefährlichen Kreislaufschock (selten), bei längerer Einnahme auch Leberfunktionsstörungen und Nierenschäden bis hin zum Nierenversagen.

Nur nach fachlicher Verordnung einnehmen

Grundsätzlich soll Paracetamol nur dann angewendet werden, wenn stärkere Schmerzen auf andere Wirkstoffe nicht ausreichend ansprechen. Eine Langzeitanwendung ist wegen der Risiken für Leber und Nieren zu vermeiden. Die Dosis liegt bei durchschnittlich 3–4mal täglich 500–1000 mg, höhere Dosierung ist allenfalls vorübergehend einmal nach fachlicher Anweisung erlaubt.

Keine Langzeitanwendung

Dosierung

Phenazon

Das mittelstark wirksame *Phenazon* hilft auch bei stärkeren Schmerzen recht gut, muß aber oft mit einem entzündungshemmenden Mittel kombiniert werden. Für Kinder unter 7 Jahren ist dieses Medikament ungeeignet, aber auch Erwachsene sollten es nur ausnahmsweise vorübergehend anwenden, wenn der Therapeut zustimmt. Die Einzeldosis beträgt 500–1000 mg, die maximale Tagesdosis bis zu 4 g.

Häufige Nebenwirkungen

Nebenwirkungen kommen relativ oft vor, insbesondere allergische Reaktionen bis zum lebensbedrohlichen Schock. Außerdem sind vor allem bei längerer Anwendung Veränderungen des Bluts möglich. Aus der Sicht der Naturmedizin gehört Phenazon zu den Wirkstoffen, auf die besser ganz verzichtet wird.

Phenylbutazon

Auch *Phenylbutazon*, das bei mittelstarken Gelenkschmerzen angezeigt ist, sollte nur ausnahmsweise einmal gebraucht werden, und zwar nicht länger als 1 Woche ununterbrochen. Nebenwirkungen treten recht oft auf, vor allem allergische Reaktionen, Magen-

Darm-Blutungen und -Geschwüre, Herz-Kreislauf-Störungen, Blut-, Leber- und Nierenschäden. Die Tagesdosis beträgt einleitend 0,4-–0,6 g in mehreren Einzeldosen, soll aber sobald wie möglich auf eine Dosis von 0,1–0,2 g am Tag reduziert werden, um die Risiken zu vermindern.

Dosierung

Zu den stärker wirksamen Arzneimitteln gegen Gelenkerkrankungen gehört der Wirkstoff *Indometacin*, der hauptsächlich bei Arthrosen gebraucht wird. Er kann nicht nur eingenommen, sondern zur Schonung des Magen-Darm-Trakts auch als Zäpfchen verabreicht werden. Mittlerweile gibt es auch Zubereitungen zum lokalen äußerlichen Gebrauch, die bei guter Wirksamkeit besser verträglich sind; bei stärkeren Schmerzen genügen sie allein aber kaum.

Indometacin

Nebenwirkungen drohen vor allem bei längerem Gebrauch, und zwar hauptsächlich Kopfschmerzen, Magen-Darm-Beschwerden, allergische Reaktionen, Veränderungen des Bluts, manchmal sogar Verwirrtheitszustände. Wegen der Risiken steht Indometacin unter Rezeptpflicht und sollte (wenn überhaupt) möglichst nur kurz angewendet werden. Die durchschnittliche Tagesdosis liegt bei 2–4mal 25–30 mg, nur ausnahmsweise darf auf die maximale Tagesdosis von 200 mg erhöht werden, wenn starke akute Beschwerden das rechtfertigen und der Therapeut diese hohe Dosierung ausdrücklich verordnet.

Nebenwirkungen bei längerem Gebrauch

Dosierung

Es gibt noch einige weitere schmerz- und entzündungslindernde Wirkstoffe, die bei Gelenkerkrankungen seltener verabreicht werden. Darauf muß hier nicht mehr eingegangen werden.

Wer an chronischen starken Schmerzen leidet, die auf die üblichen Schmerzmittel nicht ausreichend ansprechen, hofft bei uns oft vergeblich auf wirksame Hilfe. Starke Arzneimittel, die zentral im Gehirn die Schmerzwahrnehmung unterdrücken, vor allem die Morphine, werden von deutschen Ärzten viel zu selten verordnet.* Selbst Krebskranken im Endstadium werden sie aus Unsicherheit und Bequemlichkeit häu-

Morphine werden zu selten verordnet

* Siehe dazu den Ratgeber *Schmerzen lindern – Ursachen durch Ganzheitstherapie heilen*, vom gleichen Autor ebenfalls im Jopp-Verlag erschienen, ISBN 3-926955-58-9.

fig vorenthalten, bei starken Gelenkschmerzen sind sie noch weniger gebräuchlich.

Schmerztherapie ist für viele Ärzte Neuland

Die Schmerztherapie ist für viele Ärzte in Deutschland noch weitgehend Neuland, auch wenn man sich das bei dem immer wieder betonten hohen Standard der medizinischen Versorgung bei uns kaum vorstellen kann. Gegen die Betäubungsmittel vom Morphintyp führen sie vor allem das Suchtrisiko an. Dabei steht inzwischen zweifelsfrei fest, daß eine richtig durchgeführte Morphintherapie nicht zur Abhängigkeit führt. Aber dieses eingefleischte Vorurteil läßt sich auch durch exakte wissenschaftliche Erkenntnisse offenbar kaum ausrotten.

Wenn der Hausarzt bei starken Schmerzen, die durch die üblichen Medikamente nur unzureichend gelindert werden, zentral wirksame Schmerzmittel verweigert, müssen Sie aber nicht mit diesen Schmerzen leben. Bestehen Sie dann darauf, in ein spezielles Schmerzzentrum überwiesen zu werden. Die dort tätigen Fachleute für Schmerztherapie werden sich, weil sie speziell aus- und fortgebildet sind, nicht aus Unkenntnis scheuen, bei Bedarf auch Morphine zu verordnen. Deren Nebenwirkungen sind häufig wesentlich geringer als die der üblichen Schmerzmittel. Aber natürlich ersetzen auch sie keine ursächliche Behandlung, die schließlich die Einnahme von Schmerzmitteln wieder überflüssig machen soll.

Antibiotika bei Infektionen

Bakterien werden gehemmt oder vernichtet

Durch eine antibiotische Therapie werden Bakterien gehemmt oder vernichtet; eine allgemein schmerz- und entzündungslindernde Wirkung besitzen sie jedoch nicht. Deshalb sind Antibiotika bei vielen Gelenkerkrankungen nicht notwendig. Als unverzichtbar gelten sie bei akuter Polyarthritis durch eine vorangegangene Infektion mit der Bakterienart Streptokokkus. Wegen der zum Teil lebensgefährlichen Komplikationen, die bei dieser Erkrankung eintreten können, darf grundsätzlich nicht auf den Schutz durch Antibiotika verzichtet werden.

Bei vielen Gelenkerkrankungen nicht notwendig

Ferner kommen diese Medikamente bei Gelenkentzündungen durch andere Bakterien in Frage, vor allem bei Gelenkeiterungen. Solche Arthritiden entstehen zum Beispiel nach Verletzungen am Gelenk, wenn Krankheitserreger eindrangen. Auch in solchen Fällen wäre es unverantwortlich, keine rasch wirksamen Antibiotika einzusetzen.

Bei allen anderen entzündlichen Gelenkerkrankungen sind die Arzneimittel in der Regel entbehrlich und können nichts zur Heilung beitragen. Da sie oft zu verschiedenen Nebenwirkungen führen, dürfen sie nicht unnötig gebraucht werden. Selbstbehandlung ist nicht möglich, denn alle Antibiotika stehen unter Rezeptpflicht. Man darf auch nicht selbständig Reste von früher verordneten Antibiotika, die sich vielleicht noch in der Hausapotheke befinden, bei Gelenkschmerzen anwenden. Nur der Therapeut kann beurteilen, ob diese Medikamente sinnvoll sind und welche der zahlreichen Antibiotika sich im Einzelfall eignen.

Antibiotika dürfen nicht unnötig gebraucht werden

Falls Antibiotika erforderlich sind, darf man sie nicht aus Angst vor Nebenwirkungen zu gering dosieren. Es ist unbedingt notwendig, die verordnete hohe Dosierung genau einzuhalten, sonst überleben Bakterien und werden zukünftig unempfindlich (resistent) gegen diesen antibiotischen Wirkstoff.

Hohe Dosierung

Am besten bewährt sich oft die Stoßtherapie, bei der das Arzneimittel in hoher Dosis verabreicht wird, um den Erregern rasch den Garaus zu machen. Diese Stoßbehandlung muß in der Regel nur kurze Zeit durchgeführt werden, vermindert also auch das Risiko von Nebenwirkungen, z. B. allergischen Reaktionen und Störungen der nützlichen Darmkeime.

Stoßtherapie hat sich bewährt

Da Antibiotika aus der Sicht der Naturmedizin die körpereigenen Abwehrkräfte schwächen können, empfiehlt es sich meist, zusätzlich durch Naturheilmittel (wie Echinacea, Thymustherapie) das Immunsystem zu aktivieren. Bei einfachen Infektionen kann die immunsteigernde Therapie sogar die Antibiotika eretzen, weil der Körper aus eigener Kraft mit den Bakterien fertig wird. Da das aber nicht immer schnell und stark

Immunsystem durch zusätzliche Naturheilmitttel aktivieren

genug gelingt, darf bei ernsteren bakteriellen Infektionen trotz Immunsteigerung nicht auf Antibiotika verzichtet werden.

Kortikosteroide bei schwerem Verlauf

Hormone der Nebennierenrinde

Unter der Bezeichnung Kortikosteroide faßt man Hormone der Nebennierenrinde zusammen. Umgangssprachlich ist meist vereinfachend vom *Kortison* die Rede, aber das ist nur eines dieser Hormone.

Lebenswichtige körpereigene Wirkstoffe

Gründsätzlich sind Kortikosteroide nichts „Schlimmes“, sondern lebenswichtige körpereigene Wirkstoffe, die zahlreiche Funktionen erfüllen. Unter anderem spielen sie auch bei den Abwehr- und Selbstheilungsregulationen eine Rolle. Therapeutisch werden heute aber nicht mehr die natürlichen Kortikosteroide verwendet, sondern ihre besser wirksamen chemischen Abkömmlinge

Schlechter Ruf

Die Kortisontherapie steht bei vielen Menschen heute in sehr schlechtem Ruf. Selbst Patienten, die an schweren Gelenkerkrankungen leiden, winken oft entsetzt ab, wenn ihnen eine solche Behandlung vorgeschlagen wird. Das ist zum Teil berechtigt, denn die Kortikosteroide können zu schweren Nebenwirkungen führen. Aber die strikte Ablehnung dieser Therapie erklärt sich vor allem aus unsachlicher Berichterstattung in den Medien, die ein falsches Bild von den möglichen Risiken vermittelte.

Angst vor Kortikosteroiden ist falsch

Die Angst vor Kortikosteroiden ist ebenso falsch wie die Kortisoneuphorie, die nach der Einführung dieser Medikamente in den 50er und 60er Jahren einige Zeit bestand. Man muß die Kortikosteroidbehandlung sachlich beurteilen, dann lassen sich die Vorteile und Risiken objektiv gegeneinander abwägen und die besten Lösungen für die einzelnen Patienten finden.

Bei schweren Gelenkerkrankungen gute Symptomunterdrückung

Bei schweren Gelenkerkrankungen können Kortikosteroide die Symptome so rasch und massiv unterdrücken, wie man es durch kein anderes Arzneimittel erreicht. Selbst Rheumakranke, die sich schon seit Jahren nur noch mühsam unter großen Schmerzen bewegen können, werden unter Umständen innerhalb weniger Tage nahezu schmerzfrei und wieder viel beweglicher.

Können die Ursachen der Gelenkkrankheit nicht heilen

Allerdings sind auch diese „Wundermittel" nicht in der Lage, die Ursachen der Gelenkkrankheit zu heilen, sie unterdrücken lediglich die Symptome. Setzt man die Kortikosteroide ab, kehren die Beschwerden meist bald zurück. Deshalb wäre es oft erforderlich, die Hormone lange Zeit zu verabreichen, aber darin besteht das Hauptproblem: Bei längerer Anwendung nimmt das Risiko ernster Nebenwirkungen derart zu, daß es kaum noch zu rechtfertigen ist, allenfalls bei schwersten Gelenkerkrankungen.

Hauptproblem

Häufigste Nebenwirkungen

Zu den häufigsten Nebenwirkungen der Kortikosteroide gehören:

- Schwächung der körpereigenen Abwehrkräfte mit erhöhter allgemeiner Anfälligkeit für Krankheiten.
- Blutende Magengeschwüre, die symptomarm verlaufen und deshalb oft nicht rechtzeitig behandelt werden; dann droht der Durchbruch des Geschwürs in die Bauchhöhle mit lebensgefährlicher Entzündung des Bauchfells.
- Störungen des Stoffwechsels, die zu Fettsucht und Zuckerkrankheit führen können.
- Schädigung der Haut, vor allem Ausschläge, Entzündungen und Eiterungen; außerdem wird die Wundheilung verzögert.
- Muskelschwäche, Entkalkung und Erweichung der Knochen, also die gefürchtete Osteoporose.
- Schrumpfung der Nebennieren mit verminderter Produktion der körpereigenen Kortikosteroide.
- Addison-Krankheit, eine besonders schwerwiegende Komplikation, die zu Fettsucht, „Vollmondgesicht", Blutarmut, Zuckerkrankheit, niedrigem Blutdruck, Nervenstörungen, allgemeinen Schwächezuständen und Braunfärbung der Haut mit hellen Flecken führt; unbehandelt endet sie tödlich.
- Seelisch-geistige Störungen, gelegentlich sogar Auslösung einer schweren „Geisteskrankheit" (Psychose).

Eine Kurzzeittherapie mit Kortikosteroiden wird oft

Kortikosteroide können vorübergehend verabreicht werden

vertragen und muß deshalb bei starken Beschwerden nicht grundsätzlich unterlassen werden. Falls auf andere Weise keine zufriedenstellende Wirkung erzielt wird, können die Kortikosteroide in solchen Fällen vorübergehend verabreicht werden. Sobald die stärksten Symptome dadurch gebessert sind, wird zur Langzeittherapie auf weniger riskante Heilverfahren umgestellt. Dazu eignen sich Naturheilverfahren am besten.

Sie greifen in die körpereigenen Abwehrregulationen ein

Da Kortikosteroide aber in die körpereigenen Abwehr- und Selbstheilungsregulationen eingreifen, die durch natürliche Heilmittel aktiviert werden sollen, empfiehlt es sich oft nicht, sofort nach Kortikosteroidanwendung Naturheilmittel zu gebrauchen; sie können dann nämlich noch nicht optimal helfen. Vielmehr kann es sinnvoll sein, zunächst noch einige Zeit mit chemischen Arzneimitteln zu behandeln, bis die hemmende Wirkung der Kortikosteroide abgeklungen ist, und allmählich auf die individuell notwendigen Naturheilverfahren überzugehen. Das muß immer der Therapeut beurteilen.

Kortisonbehandlung nicht abrupt abbrechen

Nie darf eine Kortikosteroidbehandlung abrupt abgebrochen werden. Der Körper benötigt etwas Zeit, um die möglicherweise verringerte Produktion der Nebennierenhormone wieder zu normalisieren. Deshalb werden Kortikosteroide, sofern sie nicht nur 2–3 Tage lang gebraucht wurden, langsam „ausschleichend" abgesetzt; das heißt, die Dosis wird allmählich verringert, bis die körpereigene Hormonproduktion wieder ausreicht. Auch das muß mit dem Therapeuten besprochen werden.

Spezielle Gichtmittel

Allopurinol

Zur Behandlung der Arthritis urica wendet die Schulmedizin verschiedene Wirkstoffe an, die gezielt die Harnsäurewerte senken. Am gebräuchlichsten ist der Arzneistoff *Allopurinol*. Er hemmt das Enzym Xanthinoxidase, das für die Bildung der Harnsäure im Körper zuständig ist. Wenn die Aktivität dieses Enzyms gehemmt wird, sinkt zwangsläufig der Harnsäurespiegel im Blut ab.

Senkung des Harnsäurespiegels

Allopurinol wird nicht nur bei bestehender Gicht eingesetzt, sondern auch schon im Vorstadium der Krankheit, wenn als Warnzeichen lediglich die Harnsäurewerte erhöht sind. Eine Heilung der Störung des Harnsäurestoffwechsels erreicht man dadurch aber nicht. Dennoch kann Allopurinol bei stärker erhöhten Harnsäurewerten, die anders nicht gut genug gesenkt werden können, sowie bei akuter Gicht für einige Zeit angezeigt sein. Sobald aber die Naturheilmittel, die zusätzlich verabreicht werden sollen, ausreichend wirken, verzichtet man möglichst wieder auf den chemischen Wirkstoff.

Nebenwirkungen

Er kann nämlich zu verschiedenen Nebenwirkungen führen, vor allem allergische Reaktionen der Haut, Juckreiz, manchmal Leberentzündungen und Verminderung der weißen Blutkörperchen.

Kontraindikationen

Nicht angezeigt ist Allopurinol grundsätzlich in der Schwangerschaft und Stillzeit, bei Nierenschwäche, Störungen der Blutbildung und Leukämie.

Dosierung

Die durchschnittliche Tagesdosis beträgt 200–400 mg, die in mehreren Einzelgaben nach den Mahlzeiten eingenommen werden. Inzwischen gibt es auch Retard-Zubereitungen, bei denen der Wirkstoff kontinuierlich in kleinen Mengen abgegeben wird; davon muß man nur einmal am Tag 300 mg einnehmen. In Ausnahmefällen kann die Tagesdosis auf maximal 3mal 200–300 mg gesteigert werden, um sehr hohe Harnsäurewerte bald zu normalisieren; diese hohe Dosis ist aber nur vorübergehend angezeigt. Da Allopurinol unter Rezeptpflicht steht, wird ohnehin immer der Therapeut die individuell richtige Dosierung verordnen.
Als Alterantiven zum Standard-Gichtmittel Allopurinol können die Wirkstoffe *Benzbromaron* und *Probenecid* verordnet werden.

Benzbromaron

Benzbromaron normalisiert den Harnsäurespiegel, indem es die Wiederaufnahme eines Teils der Harnsäure in den Nieren hemmt. Dazu ist eine Tagesdosis von 50–100 mg erforderlich. Beim akuten Gichtanfall eignet sich dieser Wirkstoff nicht so gut.

Nebenwirkungen

Als Nebenwirkungen drohen Kopfschmerzen, Brechreiz, Übelkeit, allergische Hautreaktionen, abnorm vermehrter Harndrang, zuweilen auch vorübergehende Impotenz.

Kontraindikationen

Nicht angezeigt ist Benzbromaron bei bekannter Überempfindlichkeit gegen Bromid, Neigung zu Nierensteinen und Nierenschwäche, nur ausnahmsweise darf es in der Schwangerschaft und Stillzeit verwendet werden.

Probenecid

Auch Probenecid hemmt in den Nieren die Wiederaufnahme eines Teils der Harnsäure, so daß der Harnsäurespiegel gesenkt wird. Die Tagesdosis liegt durchschnittlich bei 2–3mal 250 mg, maximal dürfen täglich 1–2 g verabreicht werden, wenn der Therapeut eine so hohe Dosis ausdrücklich verordnet. Bei der Gicht empfiehlt sich oft die einschleichende Dosierung mit 2mal 250 mg täglich in der 1. Woche, ab der 2. Woche dann 2mal 500 mg am Tag.

Kontraindikationen

Nicht angezeigt ist der Wirkstoff vor allem bei Nierenschwäche, Neigung zu Nierensteinen und im akuten Gichtanfall. Nur ausnahmsweise sollte er in der Schwangerschaft und Stillzeit, bei Störungen der Blutbildung, Neigung zu Magen-Darm-Beschwerden und bekannten Geschwüren im Magen-Darm-Kanal verwendet werden.

Nebenwirkungen

Als Nebenwirkungen können Übelkeit, Brechreiz, allergische Hautreaktionen, Juckreiz, seltener auch Kopfschmerzen, Benommenheit, Gelbsucht mit Leberschädigung und Blutschäden eintreten. Zu Beginn der Behandlung ist ein akuter Gichtanfall möglich, als Folge der vermehrten Harnsäureausscheidung können Harnsäurekristalle und -steine in den Harnorganen entstehen.

Nicht unbedenkliche Arzneimittel

Die chemischen Arzneimittel gegen Gicht sind also alle nicht unbedenklich. Man wird im Einzelfall nicht darauf verzichten können, bis sich das Krankheitsbild gebessert hat. Zur notwendigen Langzeittherapie der Gicht und zur Verminderung erhöhter Harnsäurewerte im Rahmen der Gichtvorbeugung sind solche Medikamente aber kaum zu rechtfertigen. Dazu stehen genügend natürliche, besser verträgliche Heilmittel zur Verfügung. Wenn sie vom erfahrenen Naturmediziner individuell richig verordnet und durch Diät ergänzt werden, erzielt man damit auch gute Wirkungen.

Andere chemische Arzneimittel

Es gibt noch einige andere Wirkstoffe, die von der Schulmedizin bei Gelenkerkrankungen angewendet werden. Sie können hier nicht mehr alle angeführt werden. Grundsätzlich gilt auch für sie, daß sie zwar die Symptome meist rasch unterdrücken, jedoch die Ursachen nicht heilen und oft zu erheblichen Nebenwirkungen führen. Nur 2 dieser Medikamente sollen noch kurz besprochen werden: Chloroquin und Goldsalze.

Chloroquin

Der chemische Wirkstoff *Chloroquin* wurde in den 30er Jahren zur Vorbeugung und Therapie der Malaria eingeführt. Aus praktischer Erfahrung erkannte man, daß dieses Mittel auch bei rheumatischen Gelenkerkrankungen helfen kann; seither wird es vor allem bei schwerem Krankheitsverlauf als Rheumamittel genutzt. Die Wirkung kann gut ausfallen, tritt aber nicht zuverlässig bei jedem Patienten ein.

Rheumamittel bei schwerem Krankheitsverlauf

Nebenwirkungen

Als Nebenwirkungen drohen vor allem Magen-Darm-Beschwerden, die sich zum Teil vermeiden lassen, indem man Chloroquin zu den Mahlzeiten gibt. Darüber hinaus können chronische Hautschäden, Muskelschwäche, Schädigung der Hornhaut und Netzhaut des Auges, gelegentlich sogar seelisch-geistige Störungen eintreten. Diese Risiken sind so ernst und die therapeutischen Wirkungen so unsicher, daß Chloroquin grundsätzlich nicht mehr bei rheumatischen Gelenkerkrankungen verwendet werden sollte.

Sollte nicht mehr verwendet werden

Goldsalze sind umstritten

Die Injektion von *Goldsalzen* bei schweren rheumatischen Gelenkentzündungen ist noch umstrittener als die Behandlung mit Chloroquin. Zwar können die Goldzubereitungen tatsächlich die Gelenkentzündungen hemmen und das Bindegewebe festigen, aber diese Wirkung hält meist nur kurze Zeit an.

Bedenkliche Nebenwirkungen

Die Nebenwirkungen erscheinen bedenklich; außer Hautschäden und allergischen Reaktionen kommen schlimmstenfalls tödliche Leber- und Nierenschäden vor. Allenfalls bei schwersten, anders nicht mehr ausreichend zu beeinflussenden rheumatischen Erkrankungen kann ein Versuch mit Goldsalzen vorübergehend zur Linderung der Symptome angezeigt sein, besser verzichtet man aber auch in solchen Fällen auf die riskante, unzuverlässige Behandlung.

Homöopathische Zubereitungen aus Gold

Die Goldsalze der Schulmedizin dürfen nicht mit den homöopathischen Zubereitungen aus Gold (Aurum) verwechselt werden, die keine Nebenwirkungen verursachen. Allerdings gibt die Homöopathie Aurum nicht bei Gelenkleiden, sondern hauptsächlich bei Herz-Kreislauf-Krankheiten und Depressionen. Deshalb können Gelenkleiden homöopatisch nicht mit Goldsalzen behandelt werden.

Chirurgische Therapie

Operation ist letzter Ausweg

Wenn eine Gelenkkrankheit auch durch Naturheilverfahren nicht so gebessert werden kann, daß sich damit leben läßt, bleibt als letzter Ausweg oft nur die Operation. Ein chirurgischer Eingriff bedeutet aber nicht unbedingt, daß die Krankheit damit endgültig überwunden ist. Bei rheumatischen Erkrankungen zum Beispiel bleiben die allgemeinen Rheumaursachen auch nach erfolgreicher Operation bestehen, sofern keine naturmedizinische Nachbehandlung erfolgt. Oft kommt es deshalb bald zu Erkrankungen anderer Gelenke.

Angezeigt sind Gelenkoperationen grundsätzlich dann, wenn die Gelenk- und Knochenstruktur unheilbar zerstört ist, ständige stärkere Schmerzen und erhebliche Einschränkungen der Beweglichkeit bestehen. In solchen Fällen bedeutet der chirurgische Eingriff eine deutliche Verbesserung der Lebensqualität.

Operation erkrankter Gelenke

Falls ein Gelenk nicht durch ein künstliches ersetzt werden muß, behandelt man durch verschiedene Operationstechniken. Gebräuchlich sind heute vor allem die folgenden:

Verschiedene Operationstechniken

- *Versteifung des kranken Gelenks* in einer für den täglichen Gebrauch günstigen Stellung, die aber immer zur dauernden Behinderung führt; diese „verkrüppelnde" Operation sollte deshalb nur ausnahmsweise vorgenommen werden. Die Gelenkversteifung erfolgt auf verschiedene Weise, zum Beispiel durch fest einwachsende Knochenspäne oder teilweise Entfernung des Gelenkknorpels mit längerer Ruhigstellung, damit das Gelenk allmählich zusammenwächst. Teilweise wird das Gelenk durch Nagelung zusätzlich versteift und stabilisiert. Nach dieser Operation treten im allgemeinen keine Schmerzen mehr auf, aber eine „Heilung" bedeutet das natürlich nicht. Wegen der unbefriedigenden Resultate führt man diesen Eingriff heute seltener durch.

Versteifung des kranken Gelenks

- *Entfernung der Gelenkinnenhaut*, die bei entzündlichen rheumatischen Erkrankungen angezeigt sein kann. Sie muß aber frühzeitig erfolgen, damit der Krankheitsprozess das Gelenk selbst noch nicht angegriffen hat. Man lindert oder unterdrückt dadurch die Schmerzen und verhindert die weitere Degeneration des Gelenks durch die chronisch fortschreitende Entzündung. Unbedingt notwendig ist frühzeitige krankengymnastische Nachbehandlung, damit das Gelenk nicht versteift. Bei dieser Operation erscheint vor allem problematisch, daß sie so früh durchgeführt werden soll; es bleibt oft zu wenig Zeit, um den Erfolg einer naturmedizinischen Therapie abzuwarten. Es muß zwar nicht grundsätzlich davon abgeraten werden, nach Möglichkeit sollte man aber doch der Langzeittherapie durch Naturheilverfahren den Vorzug geben.

Entfernung der Gelenkinnenhaut

- *Resektions-Arthroplastik,* ein größerer Eingriff, der dann angezeigt ist, wenn der Krankheitsprozeß

Resektions-Arthroplastik

bereits das Gelenk angegriffen hat. Man entfernt dabei die zerstörten Anteile des Gelenks und formt aus dem intakten Rest ein neues, funktionsfähiges Gelenk. Bei dieser Technik bleibt genügend Zeit, um vorher die Wirkung der naturmedizinischen Behandlung abzuwarten. Allerdings kann die Operation nicht immer durchgeführt werden, das muß im Einzelfall der Therapeut beurteilen.

Infektionen als Komplikationen

Bei allen Operationen an Gelenken kann es zu Infektionen als Komplikation kommen. Sie verlaufen zum Teil langwierig, unter Umständen zerstören sie das Gelenk weiter. Im allgemeinen kommt es dazu aber nicht so häufig, daß dieses Risiko unvertretbar wäre.

Implantation künstlicher Gelenke

Die günstigste chirurgische Therapie besteht oft darin, das erkrankte Gelenk zu entfernen und durch ein Kunstgelenk (*Endoprothese*) aus Metall, Keramik oder Kunststoff zu ersetzen, das die Beweglichkeit wieder vollständig herstellt. Grundsätzlich kann heute fast jedes Gelenk der Arme und Beine mit einer solchen Prothese ersetzt werden. Am häufigsten führt man den Eingriff an den Hüft-, Knie-, Schulter-, Ellbogen- und Fingergelenken durch.

Endoprothese

Anwendung

Angezeigt sind Endoprothesen bei Arthrosen, durch Arthritis schwer geschädigten Gelenken, deformierenden Gelenkverletzungen durch Unfälle, zum Teil auch bei Knochentumoren in der Nähe von Gelenken, wenn der Knochen radikal entfernt werden muß. Bei allen diesen Gelenkschäden bestehen starke Schmerzen und eingeschränkte Beweglichkeit, später droht die Versteifung des Gelenks.

Ausgereifte Operationstechnik

Die Operationstechnik ist heute ausgereift, die Risiken erscheinen vertretbar. Auch die Haltbarkeit des Prothesenmaterials konnte inzwischen deutlich verbessert werden, so daß Endoprothesen auch schon jüngeren Patienten implantiert werden können. Allerdings halten sie nicht unbegrenzt lang, vor allem bei jüngeren Menschen sind im Lauf der Zeit mehrere Erneuerungen notwendig. Sie lassen sich aber nicht beliebig oft wiederholen; das erste Kunstgelenk sollte also nicht zu früh eingesetzt werden.

Problem ist die Verankerung in den Knochen

Probleme bereitet zum Teil immer noch die feste Verankerung der Endoprothese in den Knochen. Der dazu notwendige Knochenzement kann die angrenzenden Knochenflächen derart schädigen, daß sich das künstliche Gelenk lockert. Dieser Defekt läßt sich nicht immer beheben. Außerdem kann es zu langwierigen Infektionen kommen, die unter Umständen die Entfernung der Endoprothese erfordern; die Einpflanzung einer neuen ist dann nicht in jedem Fall möglich.

Belastung des Körpers durch Abrieb des Prothesenmaterials?

Schließlich wird noch kontrovers diskutiert, ob der Abrieb des Prothesenmaterials, der durch die Bewegungen unweigerlich eintritt, nicht zur Giftbelastung des Körpers durch Metalle und Kunststoffe führen kann. Dieses Risiko läßt sich noch nicht zuverlässig genug beurteilen; vermutlich besteht keine hohe Gefährdung, aber verharmlosen darf man dieses Problem doch nicht.

Keine Patentlösung

Endoprothesen zum Ersatz kranker Gelenke sind also keine Patentlösungen. Trotz aller Fortschritte muß das Ziel der Therapie zuerst natürlich darin bestehen, die Krankheit ohne Operation zu bessern oder zu heilen. Erst wenn das nicht mehr möglich erscheint, sollte an ein Kunstgelenk gedacht werden. Das läßt man am besten von einem Spezialisten einsetzen, um Komplikationen so sicher wie möglich zu verhüten.

Operationsverlauf

Bei der Operation wird zunächst der geschädigte Gelenkkopf bis zum Knochen entfernt und das geschädigte Gewebe der Gelenkpfanne abgefräst. Danach verankert man den Gelenkkopf der Prothese mit einem langen Schaft im Knochen, der durch speziellen Knochenzement fixiert wird; inzwischen gibt es aber auch Prothesenschäfte, die so geformt sind, daß der problematische Zement nicht mehr benötigt wird. In die ausgefräste Gelenkpfanne wird die neue Pfanne des Kunstgelenks eingesetzt. Dann bringt man das Gelenk wieder in seine natürliche Stellung (Abb. Seite 84).

Es gibt noch einige andere Operationstechniken, z.

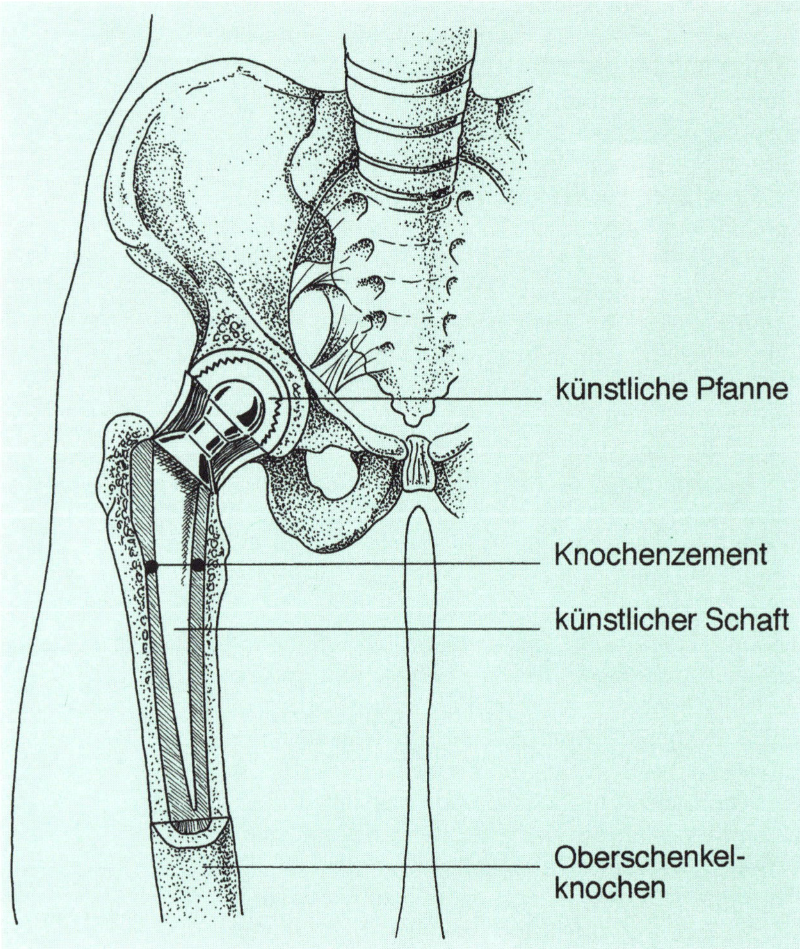

B. die Entfernung vorgefallener Bandscheiben oder ihre Auflösung durch Enzyminjektionen. Auf diese speziellen Techniken muß hier nicht weiter eingegangen werden.

Ganzheitstherapie der Naturmedizin

Die Naturheilkunde versteht Krankheiten nicht als örtlichen Prozeß, den es zu unterdrücken gilt. Aus ihrer Sicht ist immer der ganze Mensch als körperlich-seelische Einheit von der Krankheit betroffen. Deshalb steht nicht die Beseitigung der Symptomatik im Vordergrund der Ganzheitstherapie, sondern eine umfassende, tiefgreifende Behandlung, die sich in erster Linie gegen die Krankheitsursachen richtet.

Der ganze Mensch ist von der Krankheit betroffen

Die Behandlung richtet sich gegen die Ursachen

Natürlich werden auch die Symptome gelindert, damit der Patient nicht unnötig leiden muß. Aber das erfolgt nicht durch massive Unterdrückung mit chemischen Mitteln, sondern auf schonendere Weise. Und das bloße Verschwinden der Beschwerden wird nie mit Heilung verwechselt, wie es bei der schulmedizinischen Behandlung oft der Fall ist.

Eine ganzheitlich-naturmedizinische Therapie ist nicht so bequem wie der Griff zum symptomlindernden Medikament. Immer muß auch der Patient bei dieser Behandlung aktiv mitarbeiten, vor allem durch die Veränderung von Gewohnheiten, die für viele Erkrankungen erst die Grundlagen schaffen. Wenn Sie dazu bereit sind, kann Ihnen die Naturheilkunde auf längere Sicht meist besser als eine rein schulmedizinische Behandlung helfen.

Der Patient muß aktiv mitarbeiten

Chancen und Grenzen natürlicher Heilverfahren

Körpereigene Abwehr- und Selbstheilungsregulationen

Die Naturmedizin bedient sich zur Heilung der körpereigenen Abwehr- und Selbstheilungsregulationen, mit denen die Natur uns ausgestattet hat. Jeder Mensch verfügt darüber, aber häufig werden sie durch langjährige Verhaltensfehler geschwächt, vor allem durch Fehlernährung, Bewegungsmangel, Mißbrauch von Genußmitteln und nicht zuletzt auch seelisch-geistige Fehlhaltungen. Dann sind diese natürlichen Schutzmechanismen nicht mehr in der Lage, Krankheiten erfolgreich abzuwehren oder aus eigener Kraft bald wieder zu heilen.

Hauptziel der Naturheilkunde

Das Hauptziel der Naturheilkunde besteht nun darin, alle diese Fehler auszuschalten und die natürlichen Selbstheilungskräfte gezielt zu aktivieren. Dazu stehen zahlreiche bewährte Heilverfahren zur Verfügung. Teils sind sie schon lange gebräuchlich, zum Teil wurden sie erst in neuerer Zeit in die Naturmedizin eingeführt. Die Vorteile einer solchen Therapie liegen auf der Hand:

!

> Der „innere Arzt“, wie man die Abwehr- und Selbstheilungskräfte des Körpers auch nennt, richtet sich nicht allein gegen die Symptomatik. Vielmehr erkennt das Abwehrsystem die tieferen Ursachen einer Krankheit, die durch geeignete Selbstheilungsregulationen wieder beseitigt werden.

Chancen der Therapie

Die Chancen einer solchen umfassenden Therapie im Einklang mit der Natur sind offensichtlich: *Heilung der Erkrankung anstelle bloßer Unterdrückung der Symptomatik*. Dabei beschränken sich die Wirkungen nicht auf die augenblicklich bestehende Erkrankung. Der ganze Mensch wird durch diese Behandlungsweise wieder gesünder und kann zukünftig anderen Krankheitsursachen besser widerstehen.

Aus diesem tiefgreifenden Wirkungsprinzip erklärt

sich, weshalb die Naturheilverfahren oft auch dann noch überzeugend helfen können, wenn die Schulmedizin längst aufgeben mußte.

Keine Wunder erwarten

„Wunder" darf man freilich auch von der Naturmedizin nicht erwarten. Sie kann nur dann heilen, wenn die körpereigenen Abwehr- und Selbstheilungsregulationen noch in der Lage sind, auf die Therapie genügend zu reagieren, und die kranken Gewebe sich noch regenerieren können. Bestehen diese Grundvoraussetzungen nicht mehr, stößt auch die natürliche Therapie an ihre Grenzen. Dann vermag sie noch den Krankheitsprozeß zu lindern und aufzuhalten, erzielt aber auch keine vollständige Heilung mehr.

Das Unvermögen des Körpers zur Reaktion und Regeneration entsteht vor allem bei Krankheiten, die lange Zeit nur durch Unterdrückung von Symptomen oder überhaupt nicht behandelt wurden.

Patienten müssen bereit sein, ihre Verhaltensfehler zu beseitigen

Auch bei Patienten, die nicht bereit sind, ihre Verhaltensfehler dauerhaft zu beseitigen, kann die Regenerations- und Reaktionsfähigkeit erheblich eingeschränkt werden. Das läßt sich aber meist vermeiden, indem frühzeitig eine Ganzheitstherapie eingeleitet und das ungesunde Verhalten aus bewußter Einsicht konsequent verändert wird.

Die biomedizinische Basistherapie

Behandlungskonzept der Naturheilkunde

Da die Naturheilkunde versucht, die Ursachen der Erkrankungen tiefgreifend zu erfassen, besteht ihr Behandlungskonzept meist aus der Basis-(Grund-) behandlung, ergänzt durch die je nach Art der Krankheit notwendigen speziellen Heilverfahren.

Absicht der Basisbehandlung

Die Grundbehandlung ist bei den meisten Erkrankungen ähnlich, denn ihre Absicht liegt darin, die körpereigenen Selbstheilungs- und Abwehrregulationen zu aktivieren und eine Regeneration zu ermöglichen. Dazu sind bei den verschiedenen Krankheiten nur einige Variationen der allgemeinen Basistherapie erforderlich.

Umstimmung und Entgiftung bei Gelenkleiden

Die Grundbehandlung bei Gelenkleiden besteht aus Umstimmung, um die Selbstheilungsfähigkeit zu verbessern, und Entgiftung mit gründlicher Entschlakkung, damit Blockaden der körpereigenen Abwehrkräfte beseitigt werden. Dazu kommt die Regeneration der kranken Gelenke und das wichtige Heilmittel Diät.

Bewegungsprogramm und psychologische Hilfe

Schließlich gehört zur Basistherapie bei Gelenkerkrankungen noch ein angemessenes Bewegungsprogramm und bei Bedarf die psychologische Hilfe, die für den richtigen Umgang mit der Krankheit sorgt.

Alle diese Maßnahmen sollen stets individuell vom Naturmediziner verordnet werden. Für ihre Durchführung, insbesondere die Einhaltung der Diät und Bewegungstherapie, ist allerdings der Patient selbst verantwortlich. Von seiner Einsicht und Konsequenz hängt es mit ab, ob die Behandlung optimal wirkt.

Eigenverantwortung des Kranken

Das bedeutet mehr Eigenverantwortung des Kranken für die Wiederherstellung seiner Gesundheit – vor allem psychologisch ein wichtiger Effekt, weil das der Resignation und Hoffnungslosigkeit entgegenwirkt.

Umstimmung aktiviert Selbstheilungskräfte

Gewollte Veränderung einer Reaktionslage des Körpers

Das therapeutische Prinzip der Umstimmung spielt in der naturmedizinischen Behandlung eine wesentliche Rolle. Man versteht darunter die gewollte Veränderung einer augenblicklichen Reaktionslage des Körpers, im weiteren Sinn aber auch des Seelenlebens. Da diese momentane Reaktionslage der Heilung entgegensteht, muß sie „aufgebrochen“ werden. Davon geht dann oft der erste, vielleicht entscheidende Anstoß auf die körpereigenen Abwehr- und Selbstheilungsregulationen aus, sich aktiv mit den Krankheitsursachen auseinanderzusetzen.

Unspezifisches Heilverfahren

Die Umstimmung gehört zu den unspezifischen Heilverfahren der Naturmedizin. Das heißt, sie richtet sich nicht gegen ein bestimmtes Krankheitsbild, sondern wirkt universell. Hauptsächlich wird sie bei den Erkrankungen angewendet, deren Heilung nicht in Gang

kommt oder stockt, also bei chronischen Verlaufsformen mit „eingefrorener" Reaktionslage des Abwehr- und Selbstheilungssystems.
Welche Naturheilverfahren zur Umstimmung eingesetzt werden, hängt von der Art der Krankheit und vom individuellen Zustand des Patienten ab. Nur der Therapeut kann beurteilen, welche Maßnahmen miteinander kombiniert werden müssen, um eine optimale Umstimmung der Reaktionslage zu erzielen. Einige dieser Maßnahmen werden wir später noch gesondert beschreiben. Insbesondere gehören dazu alle Diätformen (z. B. Fasten), Wasser-, Wärmetherapie, Bewegung und Massagen, Reiztherapie, Eigenblut- und Schröpfbehandlung. Zur seelischen und geistigen Umstimmung, die oft zusätzlich angezeigt ist, empfehlen sich vor allem Entspannung und Autosuggestion.

Entgiftung und Entschlackung

Schlacken und Gifte im Körper spielen bei Gelenkerkrankungen eine wichtige Rolle

Aus der Sicht der Naturmedizin spielen bei rheumatischen Gelenkerkrankungen die im Körper angehäuften Schlacken und Gifte eine wichtige Rolle. Typisches Beispiel dafür ist die bei Gicht bereits beschriebene Harnsäure; aber im Stoffwechsel entstehen ständig auch zahlreiche andere Schlackenstoffe, die ausgeschieden werden müssen. Insbesondere die übliche Fehlernährung führt zwangsläufig zur vermehrten Schlackenbildung im Stoffwechsel mit Anhäufung der Abfallprodukte in den Zellen und Geweben.

Darmträgheit

Als weitere Ursache kommt häufig die verbreitete Darmträgheit hinzu. Sie verhindert, daß die Schlakken regelmäßig ausgeschieden werden. Teilweise gelangen sie aus dem Darm sogar wieder in den Körper und reichern sich dann ebenfalls in den Zellen und Geweben an. Letztlich ist auch die chronische Darmträgheit meist die Folge der üblichen falschen Ernährung, die zu wenig pflanzliche Ballaststoffe enthält. Ein weiteres Problem bildet der Mißbrauch von Genußmitteln, die viele Menschen heute gewohnheitsmäßig ständig zu sich nehmen. Sie tragen ebenfalls zur vermehrten Bildung und Ansammlung von Schlakken und Giftstoffen bei. Besonders bedenklich bei Gelenkkrankheiten ist der Alkohol, weil er die Ausscheidung der Harnsäure hemmt. Schließlich spielen auch noch über längere Zeit verabreichte chemische Arzneimittel und natürlich die wachsende Belastung durch Umweltgifte eine Rolle bei der Gift- und Schlakkenansammlung im Körper.

Alkohol ist bedenklich

Direkte Schädigung der Gelenke

Diese Schadstoffe können die Gelenke zum Teil direkt schädigen; als typisches Beispiel sei wieder die Einlagerung von Harnsäure in den Gelenken genannt.

Indirekte Wirkung

Viele wirken aber indirekt, indem sie zum Beispiel die Durchblutung und den Stoffwechsel der Gelenke stören. Außerdem hemmen viele Schlacken und Gifte die körpereigenen Abwehr- und Selbstheilungsregulationen, verhindern also die Heilung einer Gelenkkrankheit aus eigener Kraft. Deshalb können auch die abwehrsteigernden Naturheilverfahren nicht optimal wirken, wenn die Zellen und Gewebe mit Schlacken und Giftstoffen belastet sind.

Blutreinigung

Zur Basistherapie gehört daher immer eine gründliche Entgiftung und Entschlackung des ganzen Körpers, umgangssprachlich vereinfachend oft als „Blutreinigung“ bezeichnet. Diese Behandlung regt die Ausscheidung der Schadstoffe über Darm und Nieren an, zusätzlich wird die Leber als „Entgiftungszentrale“ des Körpers aktiviert.

Einleitend kann der Naturmediziner eine Fasten-, Rohkost- oder Saftkur verordnen. Danach wird die Ernährung auf vegetarische Vollwertkost umgestellt, bis die Reinigung abgeschlossen ist. Harntreibende pflanzliche Arzneimittel fördern die Ausscheidung über die Nieren. Zur Darmreinigung eignen sich Ballaststoffe (wie Kleie, Leinsamen), Milchzucker, unter Umständen auch pflanzliche Abführmittel oder Einläufe. In schweren Fällen kann zur besonders gründlichen Darmsanierung die Colon-Hydro-Therapie* (auch als Darmbad bezeichnet) angewendet wer-

* Zur ausfuhrlichen Information empfehlen wir das Buch *Colon-Hydro-Therapie* von Manfred A. Ullrich, erschienen imJopp-Verlag, Wiesbaden. ISBN 3-926955-88-0..

den. Die Entgiftungsfunktionen der Leber regen vor allem Arzneimittel mit dem Hauptbestandteil Mariendistel gut an.

Ausscheidung der Schlacken über die Haut

Zusätzlich wird die Ausscheidung der Schlacken und Gifte über die Haut aktiviert; dazu eignet sich die später noch vorgestellte Wasserbehandlung. Bei guter Verträglichkeit kann außerdem regelmäßig die Sauna aufgesucht werden, die zum kräftigen Schweißausbruch mit starker Entschlackung und Entgiftung über die Haut führt.

Ausreichend Bewegung

Auch ausreichend Bewegung gehört mit zur Reinigung des Körpers. Zum Teil werden dabei Schlacken und Gifte vermehrt im Stoffwechsel der Muskelzellen „verbrannt". Darüber hinaus fördert die körperliche Anstrengung durch vermehrtes Schwitzen die Ausscheidung über die Haut.

Mehrere Wochen Kurdauer

Eine Kur zur Entschlackung und Entgiftung dauert mehrere Wochen. Sie kann in schweren Fällen in der Kurklinik stattfinden, normalerweise genügt aber die ambulante Behandlung unter fachlicher Verlaufskontrolle. Den Erfolg der Kur erkennt man meist daran, daß die blockierten Abwehr- und Selbstheilungsregulationen wieder in Gang kommen und Naturheilmittel besser wirken. Das kann der erste Schritt zur vollständigen Heilung sein.

Sinnvoll ist die gründliche Entschlackung und Entgiftung natürlich nur, wenn man nach beendeter Kur nicht die alten falschen Gewohnheiten wieder aufnimmt. Nur wenn eine grundlegende Reform vor allem der Fehlernährung erfolgt, wird zukünftig die erneute starke Schlacken- und Giftbelastung vermieden.

Regeneration kranker Gelenke

Funktionsfähigkeit der kranken Gelenke wiederherstellen

Ein Hauptziel der Basistherapie muß darin bestehen, die Funktionsfähigkeit der kranken Gelenke so gut wie möglich wieder herzustellen. Im günstigsten Fall gelingt diese Regeneration vollständig, die Krankheit hinterläßt dann keine bleibenden Schäden und Behinderungen.

Allerdings läßt sich die völlige Regeneration nicht immer erreichen. Wenn chronische rheumatische Gelenkentzündungen oder eine schleichend fortschreitende Arthrose die Gelenke stärker schädigten, kann auch die Naturmedizin meist keine Heilung mehr erreichen. Immerhin gelingt es aber auch bei fortgeschrittener Degeneration der Gelenke meist noch, den Krankheitsprozeß zu hemmen und wenigstens eine teilweise Regeneration zu erzielen. Dann bessert sich auch die Beweglichkeit wieder. Das dauert aber geraume Zeit und erfordert vom Patienten viel Geduld und die Bereitschaft, aktiv bei der Behandlung mitzuarbeiten.

Homöopathische Zubereitungen aus Zellgewebe

Umstimmung und Entgiftung bilden Grundvoraussetzungen der Regeneration. Zur gezielten Behandlung eignen sich vor allem homöopathische Zubereitungen aus Zellgewebe, z. B. Gelenkknorpel. Sie aktivieren in den degenerierten Gelenken die Fähigkeit zur „Reparatur" der Defekte, etwa durch vermehrte Knorpelbildung und Verbesserung der Gelenk- und Knochenstruktur.

Im Gegensatz zur umstrittenen, manchmal gefährlichen Zelltherapie mit Frisch- oder Gefrierzellen drohen von den homöopathischen Zubereitungen keine Nebenwirkungen. Die Regeneration wird durch die sanften Reize der Homöopathie häufig sogar besser als durch die Frisch- oder Gefrierzellen angeregt. Im Einzelfall kann der erfahrene Therapeut aber auch einmal einen Versuch mit nicht homöopathisch zubereiteten Zellextrakten zur Regeneration durchführen.

Diät als Heilmittel

Diät gehört immer zur Basistherapie

In der Schulmedizin ist Diät bei Gelenkerkrankungen nicht gebräuchlich, außer bei Gicht. Aus der Sicht der Naturmedizin dagegen gehört die Diät praktisch immer zur umfassenden Basistherapie. Sie trägt vor allem zur Umstimmung, Entgiftung und Entschlakkung bei. Außerdem lindert die richtige Diät Schmerzen und Entzündungen, hemmt die fortschreitende Degeneration der Gelenk- und Knochenstruktur und kann den Stoffwechsel der kranken Gelenke verbessern. Auf diese zahlreichen wichtigen Wirkungen, die andere Naturheilverfahren unterstützen, sollte nicht verzichtet werden.

Spezielle Diät bei akuter Krankheit

Zur Wirksamkeit einer Diätkur selbst bei schweren rheumatischen Gelenkerkrankungen liegen aus naturmedizinisch orientierten Kliniken überzeugende Ergebnisse vor. Insbesondere strenge Rohkostkuren, die 2–4 Wochen dauerten, erweisen sich teilweise als ausgezeichnet wirksam. Sogar bei Patienten, die jahrelang an fortschreitenden Gelenkkrankheiten litten und sich nur noch mühsam unter starken Schmerzen bewegen konnten, führten die Kuren oft bereits nach 10–14 Tagen zur deutlichen Besserung.

Überzeugende Ergebnisse

Die bei längerer Krankheit notwendige Kur muß aber stets in der Kurklinik durchgeführt werden. Zur Vorbeugung und Selbsthilfe bei akuten leichteren Gelenkerkrankungen darf kurzes Rohkostfasten zu Hause durchgeführt werden. Dazu folgt weiter unten noch ein genauer Kurplan.

Ähnlich gut wie die Rohkostkur wirkt das Saftfasten mit naturbelassenen Obst- und Gemüsesäften. Es wird von einem Teil der Patienten sogar besser als die feste Rohkost vertragen. Auch dazu gilt, daß längere Kuren in einer darauf spezialisierten Klinik durchzuführen sind. Zur Selbsthilfe werden wir weiter unten einen Kurplan beschreiben.

Strenge Fastenkuren, die normalerweise als das wirksamste Diätmittel bei Krankheiten gelten, sind bei Erkrankungen der Gelenke problematisch. Dabei wird nämlich viel Körpereiweiß abgebaut. Grundsätzlich ist das zwar als Wirkung erwünscht, führt aber zur Übersäuerung des Körpers, insbesondere zum Anstieg der Harnsäure, die aus den purinreichen Zellkernen entsteht. Deshalb kommt eine strenge Fastenkur bei Gelenkleiden nur ausnahmsweise in Frage. Der Therapeut muß dann durch eine entsprechende Zusatzbehandlung verhindern, daß eine allgemeine Übersäuerung entsteht.

Strenge Fastenkuren sind bei Gelenkerkrankungen problematisch

Die ausgezeichnete Wirkung der Diät erklärt sich einmal aus der tiefgreifenden Umstimmung, die dabei erzielt wird. Der therapeutische Reiz, den die Diät ausübt, und die Entlastung des Stoffwechsels von der normalen Verarbeitung der Nahrungsbestandteile aktiviert die körpereigenen Abwehr- und Selbstheilungsregulationen deutlich.

Diätkuren wirken entschlackend und entgiftend

Hinzu kommt, daß Diätkuren gründlich entschlackend und entgiftend wirken, ebenfalls eine wichtige Voraussetzung für die Heilung. Schließlich ist noch hervorzuheben, daß während der Diätkur vermehrt alte Zellen abgebaut werden und mehr junge Zellen entstehen; das bedeutet eine „Verjüngung" mit Regeneration der Gewebe.

Obwohl alle diese Wirkungen eindeutig von der Naturmedizin nachgewiesen wurden, nimmt die einseitige Schulmedizin bisher kaum Notiz davon. Suchen Sie deshalb zur Behandlung am besten einen Naturmediziner mit Erfahrung in der Diättherapie auf. Wenn das nicht möglich ist, sollten Sie zumindest die schulmedizinische Therapie durch regelmäßige Diät-Kurzkuren ergänzen; das hilft zwar nicht optimal, aber eine Wirkung erzielt man dadurch auch.

Gicht erfordert eine Spezialdiät

Die Gicht erfordert eine Spezialdiät, die individuell vom Therapeuten verordnet wird. Sie kann auch schon vorbeugend bei bekannter Veranlagung zur Gicht und erhöhten Harnsäurewerten eingehalten werden. Das verhindert meist, daß es zur akuten Gicht kommt. Wichtig ist bei dieser Diät vor allem die Vermeidung eiweiß- und purinreicher Nahrungsmittel. Wenn der Therapeut nichts anderes verordnet, gelten die folgenden Diät-Grundregeln:

Grundregeln der Gichtdiät

- Einschränkung der täglichen Eiweißzufuhr auf 40 bis maximal 50 g. Besonders zu empfehlen ist die fleischlose vegetarische Kost, aber wer sich dazu nicht entschließen will, muß an mindestens 3, besser 4 Tagen der Woche strikt auf Fleischwaren verzichten. Der lebenswichtige Eiweißbedarf wird hauptsächlich durch gesäuerte Milchprodukte (wie Sanoghurt, Kurmolke) gedeckt.
- Alle purinreichen Nahrungsmittel sind strikt zu

meiden. Dazu gehören vor allem Innereien, Fleisch- und Hefeextrakte, Kaviar, Hering, Sardellen und Sardinen; aber auch die nichtganz so purinreichen Fleisch-, Wurstwaren und Hülsenfrüchte müssen eingeschränkt werden.

- Zucker und andere Süßigkeiten weitgehend vermeiden, denn auch sie scheinen die Purinproduktion im Körper zu erhöhen.
- Alkohol am besten ganz vermeiden, denn er behindert die Ausscheidung der Harnsäure über die Nieren; allenfalls gelegentlich einmal 1 Glas Wein oder Bier trinken, aber kein dunkles Bockbier, keinen Portwein und keine Liköre.
- Reichlich Rohkost verzehren, die mit zur Ausscheidung von Harnsäure beiträgt; mindestens 1/3 der täglichen Kost, besser bis zu 50 %, sollen als pflanzliche Rohkost zugeführt werden.
- Täglich mindestens 2 l trinken, damit der Urin nicht zu stark konzentriert wird; geeignet sind neben Obst- und Gemüsesäften vor allem alkalisierende (entsäuernde) Mineralwässer, die auf dem Flaschenetikett ausdrücklich so gekennzeichnet sind.
- Übergewicht konsequent normalisieren, weil es zu den Risikofaktoren der Gicht gehört; das muß aber nach fachlicher Anweisung langsam erfolgen, bei zu schneller Gewichtsabnahme können die Harnsäurewerte deutlich ansteigen (also keine Fastenkur).

Lebenslange Einhaltung

Diese spezielle Gichtdiät muß in der Regel lebenslang eingehalten werden. Sie kann vermeiden, daß eine ungünstige Veranlagung zur akuten Arthritis urica führt; besteht bereits Gicht, beugt sie den Anfällen vor und hält die fortschreitende Gelenkzerstörung auf.

Kurzkuren

Zur Vorbeugung von Gelenkerkrankungen und zur Selbsthilfe bei leichteren akuten Beschwerden können kurze Rohkost- und Saftfastkuren durchgeführt werden. Sie dauern durchschnittlich 3–4 Tage, ausnahmsweise auch einmal bis zu 7 Tage; längere Kuren dürfen nie zur Selbsthilfe durchgeführt werden, sondern bleiben fachlicher Verordnung vorbehalten. Bei Bedarf wiederholt man die Kurzkuren zur Vorsorge mehrmals jährlich, wobei aber zwischen 2 Kuren mindestens 6–8 Wochen Abstand liegen sollen.

Vorkurtag

Vorbereitung auf die Umstellung

Am Tag vor der Rohkost- oder Saftfastenkur bereitet man sich auf die Umstellung vor, indem man die Kalorienzufuhr auf 1000–1200 einschränkt, mehr trinkt und alle Genußmittel strikt meidet. Das kann wie folgt geschehen:

- *Frühstück:* 150 ml Obst- und Gemüsesaft, Müsli mit Obst und 1–2 Tassen Kräutertee ohne Zucker.
- *2. Frühstück:* 150 ml Obst- und Gemüsesaft und 2 Glas Mineralwasser.
- *Mittagessen:* Salat, Rohkostplatte mit Kartoffeln und als Nachtisch frisches Obst, dazu 1–2 Glas Mineralwasser (keine Fleischwaren mehr).
- *Zwischenmahlzeit am Nachmittag:* 1–2 Scheiben Knäckebrot, frischem Obst und 2 Glas Mineralwasser.
- *Abendessen:* 2 Scheiben Knäckebrot und Kräuterquark, dazu 1–2 Glas Mineralwasser.

Außerdem soll am späten Nachmittag Sport getrieben oder ein längerer Spaziergang in flottem Tempo durchgeführt werden. Am Abend geht man möglichst bis 22 Uhr zu Bett. Diese Maßnahmen bereiten optimal auf die eigentliche Kur vor.

Rohkosttage

500–800 g frisches Obst und Gemüse täglich

Zur Rohkostkur benötigt man täglich 500–800 g frisches Obst und Gemüse. Die Rohkost soll abwechslungsreich aus verschiedenen Sorten zusammengestellt werden, damit sie möglichst alle Vitalstoffe reichlich zuführt.

5 gleiche Portionen über den Tag verteilt

Sie wird in 5 etwa gleichen Portionen über den Tag verteilt verzehrt. Jede Portion bereitet man frisch zu und verzehrt sie gleich danach in kleinen Bissen, die gründlich gekaut werden müssen. Außerdem trinkt man reichlich, mindestens 2,5 l am Tag, um Schlakken und Gifte aus den Geweben zu schwemmen.

Ein Rohkost-Kurtag kann zum Beispiel wie folgt aussehen:

- *Gleich nach dem Aufstehen:* 2 Glas Mineralwasser, das regt die Darmentleerung mild an.
- *Frühstück:* 1–2 Tassen Kräutertee ohne Zucker und 150 g Rohkostplatte z. B. mit Karotten, Paprika, Radicchio und Tomaten.
- *2. Frühstück:* 2 Glas Mineralwasser und 150 g frischem Obst.
- *Mittagessen:* 150 g Rohkostplatte, z. B. mit Chicorée, Gurken und Kopfsalat, dazu 2 Glas Mineralwasser.
- *Zwischenmahlzeit am Nachmittag:* 150 g frisches Obst und 2 Glas Mineralwasser.
- *Abendessen:* 150 g Rohkostplatte, z. B. mit Eisbergsalat, Endivie, Rettich und Radieschen, dazu 2 Glas Mineralwasser.
- *Vor dem Schlafengehen* empfiehlt sich oft noch 1 Tasse Baldriantee ohne Zucker, um das frühe Einschlafen zu erleichtern.

Im Lauf des Kurtags trinkt man zwischendurch noch etwas Mineralwasser. Schwarztee, Kaffee und Alkohol sind verboten.

Rosmarintee

Wer morgens wegen des Verzichts auf den gewohnten Kaffee an Störungen des Blutdrucks leidet, nimmt am besten Rosmarintee ein, der mild anregend und blutdrucksteigernd wirkt. Am Nachmittag soll ein flotter Spaziergang oder Sport je nach persönlicher Leistungsfähigkeit durchgeführt werden.

Jeden 2. Tag ein Einlauf

Verbessert wird die Wirkung, wenn man jeden 2. Tag der Kur einen Einlauf zur gründlichen Darmreinigung vornimmt. Dazu gebraucht man die einfach anzuwendenden Fertigklistiere aus der Apotheke. Nach der Kur darf der Stuhlgang aber nicht mehr auf diese Weise erzwungen werden.

Saftfasttage

Die Saftfastkur verläuft sinngemäß wie die Rohkostkur, nur verwendet man dazu eben „flüssige“ Rohkost in Form von Gemüse-, Obst- und Kräutersäften.

0,75 l Saft pro Tag

Der tägliche Saftbedarf beträgt 0,75 l, am besten je 0,3 l Obst- und Gemüsesaft und 0,15 l Kräutersaft. Sie werden in 5 etwa gleichen Portionen über den Tag verteilt in kleinen Schlucken eingenommen. Jeden Schluck „kaut" man einige Zeit (wie guten Wein), damit die Wirkstoffe durch den Speichel aufgeschlossen werden.

Ausreichend Mineralwasser oder Kräutertee

Zusätzlich muß noch ausreichend Mineralwasser getrunken werden, denn die Säfte allein genügen nicht, um die Gewebe gut durchzuspülen. Auch Kräutertee empfiehlt sich ergänzend, morgens zum Beispiel Rosmarintee, im Lauf des Tages dann bis zu 3 Tassen harntreibender Kräutertee, wie Birke, Brennessel und Löwenzahn.

Beispiel für einen Tagesplan

Ein Saftkurtag kann zum Beispiel wie folgt aussehen:

- *Gleich nach dem Aufstehen:* 2 Glas Mineralwasser, um die Entleerung des Darms mild anzuregen.
- *Frühstück:* 100 ml Apfelsaft und 50 ml Orangensaft, dazu 1–2 Tassen Kräutertee.
- *2. Frühstück:* je 50 ml Karotten-, Kresse- und Selleriesaft, dazu 1 Glas Mineralwasser.
- *Mittagessen:* 80 ml Tomatensaft, 10 ml Borretschsaft und je 20 ml Kerbel-, Petersilien- und Spinatsaft, außerdem 1–2 Glas Mineralwasser.
- *Zwischenmahlzeit am Nachmittag:* 100 ml Birnensaft und je 25 ml Gurken- und Rettichsaft, dazu 1 Glas Mineralwasser und 1 Tasse Kräutertee.
- *Abendessen:* je 50 ml schwarzer Johannisbeersaft, Rote-Bete-Saft und Löwenzahnsaft, dazu 1–2 Glas Mineralwasser.
- *Vor dem Schlafengehen:* 1 Tasse Baldriantee.

Verschiedene Säfte trinken, um alle Vitalstoffe zuzuführen

Wichtig ist, daß während der Kur verschiedene Säfte verwendet werden, um möglichst alle Vitalstoffe reichlich zuzuführen. Je nach persönlichem Geschmack können die Säfte einzeln oder miteinander vermischt eingenommen werden. Zur Bewegung und Darmreinigung gilt, was bei der Rohkostkur gesagt wurde.

Fastenbrechen

Nach der Kur muß sich der Körper wieder auf die normale Kost umstellen. Diese Phase des Fastenbrechens dauert bei Kurzkuren (3–7 Tage Dauer) 2 Tage, an denen man sich wie folgt verhält:

Beispiel für Fastenbrechen

1. Tag

- *Nach dem Aufstehen:* 2 Glas Mineralwasser.
- *Frühstück:* 1–2 Tassen Kräutertee, dazu 1 Teelöffel Honig.
- *2. Frühstück:* 1 Tasse Kräutertee, 1 geriebener Apfel und 2 Glas Mineralwasser.
- *Mittagessen:* 1–2 Teller klare Gemüsebrühe und 2 Glas Mineralwasser.
- *Zwischennahlzeit am Nachmittag:* 1 Tasse Kräutertee und 1 geriebener Apfel.
- *Abendessen:* 1 Teller klare Gemüsebrühe, 1 Scheibe Knäckebrot und 100 g Magerjoghurt, dazu 1–2 Glas Mineralwasser.

2. Tag

- *Nach dem Aufstehen:* 2 Glas Mineralwasser.
- *Frühstück:* 1–2 Tassen Kräutertee, denen 1 Teelöffel Honig zugefügt wird, 1–2 Scheiben Knäkkebrot mit 5 g Butter und 100 g Kräuterquark, 1 Glas Mineralwasser.
- *2. Frühstück:* 1–2 Tassen Kräutertee, 1 geriebener Apfel und 1 Glas Mineralwasser.
- *Mittagessen:* Rohkostplatte, gedünstetes Gemüse mit Kartoffeln und 1–2 Glas Mineralwasser.
- *Zwischenmahlzeit am Nachmittag:* 1 geriebener Apfel, 1 Scheibe Knäckebrot und 50 g Magerjoghurt.
- *Abendessen:* 2 Scheiben Knäckebrot, 5 g Butter, 100 g Kräuterquark und 1 Tomate, dazu 2 Glas Mineralwasser.

Am 3. Tag kehrt man zur normalen Vollwertkost zurück. Sie soll aber noch 14 Tage lang vegetarisch sein, das verbessert die Nachwirkung der Kur. Man kann die Kur aber auch zum Anlaß nehmen, dauernd auf vegetarische Vollwertkost umzustellen.

Nachsorge durch Langzeitdiät

Alle Ernährungsfehler müssen reformiert werden

Alle Fehler der üblichen Kost, die mit zu Gelenkerkrankungen beitragen, sie zumindest verschlimmern und die Heilung behindern, müssen nach einer Kur grundlegend reformiert werden; andernfalls treten erfahrungsgemäß bald Rückfälle ein.
Diese Langzeitdiät, die oft ein Leben lang beibehalten wird, orientiert sich an den Grundsätzen gesunder Vollwertkost nach Dr. Bircher-Benner und Professor Kollath. Zur ausführlichen Information darüber benötigt man einschlägige Literatur, hier können nur die Grundvoraussetzungen dieser Ernährungsweise angeführt werden. Je nach individuellem Krankheitsverlauf wird der Therapeut von diesen allgemeinen Regeln abweichen und eine strengere Diät verordnen, die aber, weil sie lange beibehalten wird, immer vollwertig sein muß.

Rohkost

Grundlage der gesunden Ernährung

bildet als „lebendige“ Nahrung die Grundlage der gesunden Ernährung. Ihre Wirksamkeit bei der Vorbeugung und Langzeittherapie von Gelenkleiden erklärt sich vor allem aus der allgemeinen Umstimmung, Entschlackung, Entgiftung und Vermeidung der Übersäuerung des Körpers. Mindestens 30 %, besser bis zur Hälfte der täglich zugeführten pflanzlichen Kost soll roh gegessen werden. In erster Linie eignen sich dazu Salate und frisches Obst, aber auch Gemüse kann zum Teil roh verzehrt werden.

30–50 % der pflanzlichen Kost

Die Rohkost soll so frisch wie möglich sein und aus biologischem Anbau stammen. Sie wird unmittelbar vor dem Verzehr angerichtet und stets vor den gegarten Speisen eingenommen, das verbessert ihre Wirkungen. Wichtig ist noch, daß man die Rohkost abwechslungsreich aus verschiedenen Salaten, Gemüse- und Obstsorten zusammenstellt, denn Einseitigkeit führt zum Mangel an Vitalstoffen.

Abwechslungsreich aus verschiedenen Sorten

Allein von Rohkost kann man sich auf Dauer allerdings nicht ernähren. Alle pflanzlichen Lebensmittel, die roh nicht genießbar sind, bereitet man durch schonendes kurzes Garen zu und verzehrt sie nach der Rohkost. Das gilt vor allem für Kartoffeln und viele Gemüsearten.

Getreideprodukte
gehören gleichfalls zu den unverzichtbaren Bestandteilen der Vollwertkost. Sie werden in verschiedener Form verwendet, wobei immer gilt:

> Nur das volle Korn enthält alle Vitalstoffe, die heute oft verzehrten Weißmehlprodukte und der polierte Reis dagegen sind arm an diesen lebenswichtigen Bestandteilen, fast nur noch „leere" Kalorienträger.

!

Ausschließlich Vollkornprodukte

Deshalb gebraucht man zur Vollwertkost ausschließlich Vollkornprodukte. Ein Teil des Getreides wird geschrotet; daraus bereitet man mit Obst und Gemüse die verschiedenen Müsli- und Frischkornbrei-Varianten nach Bircher-Benner und Kollath zu (Korn aus biologischem Anbau, Schrotmühlen, Frischkornbrei- und Müslirezepte erhalten Sie im Reformhaus). Sie sollen jeden Tag verzehrt werden, meist morgens zum Frühstück.

Ferner werden zur gesunden Ernährung Back- und Teigwaren aus vollem Korn und Voll-(Natur-)reis verwendet. Darüber hinaus empfiehlt es sich, einen Teil der Getreidekörner (vor allem Weizen) zu Hause im Keimgerät zum Keimen zu bringen. Die Getreidekeime sind besonders wertvoll für die Gesundheit. Sie werden roh vor allem Salaten und Müsli zugefügt.

Getreidekeime

Nicht zu viel Getreide essen

Wenig bekannt ist, daß Getreide trotz seines hohen gesundheitlichen Werts nicht zu reichlich verzehrt werden darf. Es kann nämlich zur Übersäuerung des Körpers führen. Bei einer ausgewogenen Ernährung, die genügend Rohkost enthält, besteht diese Gefahr aber nicht.

Tierische Nahrungsmittel
sind in der Vollwertkost von untergeordneter Bedeutung. Auf Fleisch- und Wurstwaren kann völlig verzichtet werden; wer das nicht will, sollte sie nicht

häufiger als 3mal pro Woche verzehren und auf Schweinefleisch, fettreiche Produkte, Pökel- und Räucherwaren strikt verzichten.

Rindfleisch

Die Problematik des Rindfleischs läßt sich noch nicht endgültig beurteilen. Zwar gibt es viele Hinweise darauf, daß die Rinderseuche BSE auf den Menschen übertragbar ist, aber endgültig bewiesen wurde das noch nicht. Vorsicht ist mit Rindfleisch aber jedenfalls geboten.

Vegetarische Kost ist am gesündesten

Milchprodukte und Eier

Am gesündestens ist jedenfalls die vegetarische Kost, das belegen mittlerweile zahlreiche Untersuchungen. Sie muß aber sehr sorgfältig zusammengestellt werden, um Mangelzustände zu vermeiden. Grundsätzlich soll die vegetarische Kost auch tierische Nahrungsmittel in Form von Milchprodukten (v. a. gesäuerte wie Joghurt) und mäßig Eier enthalten, damit der Bedarf an hochwertigem Eiweiß zuverlässig gedeckt wird. Ganz strenge Vegetarier, die darauf verzichten, laufen schon Gefahr, allmählich in einen Mangelzustand zu geraten.

Getränke

Reichliche Flüssigkeitszufuhr

sind gerade zur Vorbeugung rheumatischer Gelenkleiden sehr wichtig, denn nur durch reichliche Flüssigkeitszufuhr werden die Gewebe ständig gründlich „durchgespült".

2 l pro Tag

Mineralwasser

Im Durchschnitt soll die tägliche Trinkmenge etwa 2 l betragen. Neben Obst- und Gemüsesäften eignet sich dazu vor allem nitrat- und kochsalzarmes (das ergibt sich aus der Analyse auf dem Flaschenetikett) Mineralwasser. Es trägt auch noch zur Mineralstoffversorgung bei. Außerdem können Kräutertees ohne Zucker getrunken werden.

Kaffee und Tee

Kaffee und Schwarztee muß man nicht völlig meiden, aber mehr als 1–2 Tassen täglich sollten davon nicht getrunken werden.

Alkoholika

Alkoholika sind nur in kleinen Mengen erlaubt, etwa 1 Glas Bier oder Wein, aber möglichst nicht jeden Tag. Die „harten" Alkoholika, wie Schnaps, Weinbrand und Whisky, meidet man strikt.

Zu meidende Nahrungsmittel
in der Vollwertkost sind (neben Einschränkung des Fleisch-Wurst-Konsums) vor allem Zucker, Süßigkeiten, Konserven und Fertiggerichte. Man kann das auf einen einfachen Nenner bringen:

> Alle Nahrungsmittel, die in ihrer natürlichen Beschaffenheit unnötig verändert wurden, sollen in der gesunden Kost nicht verwendet werden. Sie entsprechen nicht dem Grundsatz, daß die Lebensmittel so frisch und naturbelassen wie möglich sein sollen.

!

3 große und 2 kleine Mahlzeiten pro Tag

Zur gesunden Ernährung gehört auch noch, die tägliche Nahrungsmenge auf 3 größere und 2 kleinere Mahlzeiten aufzuteilen. Das wird besser vertragen und verwertet als die üblichen 3 großen Hauptmahlzeiten. Verzehrt wird die Nahrung in kleinen Bissen, die man gründlich kaut und einspeichelt, denn die Verdauung beginnt im Mund.

Bewegungstherapie erhält die Beweglichkeit

Regelmäßiges Training

Die Versorgung der Gelenke mit Aufbaustoffen und die Absonderung der Gleitflüssigkeit erfordern ein regelmäßiges Training. Es sorgt gleichzeitig dafür, daß mehr Kalzium in die Knochen eingebaut wird. Ohne regelmäßige Bewegungstherapie drohen vor allem Arthrosen.

Ständige Krankengymnastik

Natürlich darf man bei bestehenden Gelenkkrankheiten nicht gleich mit einem anstrengenden Bewegungsprogramm beginnen. Das könnte bei Ungeübten die Gelenkschäden noch verschlimmern. Akute Gelenkentzündungen zum Beispiel erfordern meist sogar eine Ruhigstellung bis zur Besserung. Aber auch kranke Gelenke dürfen nicht dauernd übermäßig geschont werden. Zumindest ständige Krankengymnastik ist angezeigt, um die Beweglichkeit wenigstens zu erhalten. Das normale Bewegungsprogramm dagegen dient vor allem der Vorsorge und Nachbehandlung.

Krankengymnastik am Anfang

Wenn eine akute Gelenkerkrankung besteht, muß zunächst meist Ruhe eingehalten werden, bis sich der Zustand gebessert hat. Diese Ruhigstellung darf jedoch nicht länger als unbedingt notwendig erfolgen, sonst „rosten" die Gelenke ein, die Muskeln verkümmern, und die Knochenentkalkung beginnt.

Idealfall

Im Idealfall heilt eine Gelenkkrankheit bald aus. Dann kann anschließend gleich mit dem üblichen Bewegungsprogramm begonnen werden, das der individuellen Leistungsfähigkeit angemessen ist und langsam gesteigert wird. Oft gelingt die Heilung aber nicht so schnell, oder es bleiben chronische Gelenkschäden zurück. In solchen Fällen überfordert das normale Bewegungsprogramm.

Verordnung durch den Therapeuten

Als Alternative setzt man dann krankengymnastische Übungen ein, die genau auf das individuelle Krankheitsbild abgestimmt werden. Die Verordnung bleibt dem Therapeuten vorbehalten, die Durchführung der speziell ausgebildeten Krankengymnastin. Ein Teil der

Passive Übungen

Übungen wird passiv durchgeführt, also ohne gewollte Bewegung durch den Patienten. Die Krankengymnastin führt dabei die entsprechenden Bewegungen mit den zu trainierenden Körperteilen aus, um die Gelenke beweglicher zu machen und dem Muskelschwund entgegenzuwirken.

Solche passiven Übungen können naturgemäß nicht optimal wirken; auf Dauer genügen sie nicht zum Training. Sobald wie möglich wird man deshalb durch

Aktive Bewegungen

aktive Bewegungen ergänzen oder ersetzen, bei denen sich der Patient aus eigener Kraft bewegt. Das verbessert die Beweglichkeit der Gelenke nachhaltiger und kräftigt die Muskulatur stärker.

Im allgemeinen wird die Krankengymnastik nur für eine gewisse Zeit unter fachlicher Anleitung absolviert. Danach sollen die Übungen selbständig zu Hause durchgeführt werden. Wichtig ist dabei, die erlernten Bewegungsabläufe genau nachzuvollziehen, damit es nicht zu Fehl- und Überbelastungen kommt.

Anfangs können bei der Krankengymnastik noch

Anfangs können Schmerzen auftreten

mäßige Schmerzen auftreten. Wenn man das Training konsequent fortsetzt, verschwinden sie meist bald. Treten sie später erneut auf, deutet das häufig auf fehlerhafte Übung hin; das muß kontrolliert und korrigiert werden. Zu denken ist aber auch an einen erneuten Krankheitsschub, das kann nur der Therapeut beurteilen. Jedenfalls sind alle ungewöhnlichen Beschwerden beim Training unbedingt Anlaß, die Ursachen durch fachliche Untersuchung klären zu lassen, sonst könnte das Bewegungsprogramm viel Schaden anrichten.

Das regelmäßige Bewegungsprogramm

Zur Vorbeugung von Gelenkleiden ist ein ständiges, dem persönlichen Leistungsvermögen angemessenes Bewegungsprogramm erforderlich. Das gilt auch nach einer völlig ausgeheilten oder deutlich gebesserten Gelenkerkrankung, die keine spezielle Krankengymnastik mehr erfordert. Den Zeitpunkt, an dem man von Krankengymnastik auf das normale Bewegungsprogramm umstellen darf, bestimmt stets der Therapeut.

Gymnastik und Sport

Das Training besteht aus 2 Elementen: Gymnastik und Sport. Die Gymnastik soll vor allem die Beweglichkeit der Gelenke erhalten und verbessern, der Sport steigert diese Wirkung und zusätzlich allgemein die körperliche Leistungsfähigkeit. Am günstigsten ist es für Anfänger meist, wenn sie in einem Fitneßstudio, Sportverein oder beim Lauftreff unter fachlicher Anleitung ihr persönliches Bewegungsprogramm erlernen, aber das ist nicht nach jedermanns Geschmack. Man kann das Training auch mit Hilfe eines guten Buchs zusammenstellen und einüben.

> Entscheidend für die gute Wirkung ist immer, daß man das Training regelmäßig absolviert und die Übungen korrekt durchführt, damit keine Fehl- oder Überbelastungen eintreten.

!

Gymnastik
bildet die Grundlage des Bewegungsprogramms und wird täglich 2mal durchgeführt, am besten morgens nach dem Aufstehen und abends vor dem Schlafengehen. Zusätzlich kann im Tagesverlauf zwischendurch kurze Ausgleichsgymnastik durchgeführt werden, um der Gelenkbelastung durch einseitige Zwangs- und Fehlhaltungen (oft berufsbedingt) entgegenzuwirken.

2mal täglich

Dauer

Anfänger beginnen mit 2mal 3–5 Minuten Gymnastik. Wenn sich die Beweglichkeit dadurch verbessert, steigert man allmählich auf 2mal 10 Minuten Gymnastik am Tag. Das genügt dann zum ständigen Training.

Die Übungen sollen unter offenem Fenster oder im Freien absolviert werden, damit reichlich Sauerstoff aufgenommen wird.

Verschiedene Übungen zu einem Programm zusammenstellen

Um den gesamten Körper gut zu trainieren, müssen verschiedene Übungen zum Gymnastikprogramm zusammengestellt werden. Sie sollen vor allem die großen Gelenke der Glieder, Gelenke der Wirbelsäule, Hand-, Finger-, Fußgelenke und die Bauchdecken beanspruchen. Wenn nicht unter fachlicher Anleitung geübt wird, sucht man die dazu notwendigen Bewegungsabläufe aus einem guten Buch über Gymnastik heraus.

Konsequentes Training

Viele gymnastische Übungen gelingen anfangs nicht korrekt, da der Körper zu unbeweglich geworden ist. Keinesfalls darf man dann versuchen, die richtige Durchführung zu erzwingen, das führt zu Verkrampfungen und Verletzungen. Durch konsequentes Training gelingen die Übungen allmählich immer besser. Jede Überanstrengung ist zu vermeiden, zum Muskelkater als Zeichen der Überforderung darf es nie kommen. Nach der richtig absolvierten Gymnastik fühlt man sich nie schlapp und ausgepumpt, sondern wohl und fit.

Sport
ergänzt und verstärkt die Wirkungen der Gymnastik. Er wird 3–4mal wöchentlich durchgeführt und soll

Dauer

bei Ungeübten zunächst nicht länger als 5–10 Minuten dauern. Wenn das konsequente Training die Beweglichkeit und Leistungsfähigkeit verbessert, steigert man die Trainingsdauer allmählich auf 3–4mal 30 Minuten wöchentlich. Das genügt zum Dauertraining, kann aber auch noch verlängert werden. Bei mäßig anstrengendem Training, z. B. Gehen in flottem Tempo, soll eine Dauer von mindestens 60 Minuten als Endziel angestrebt werden.

Kein Hochleistungssport

Hochleistungssport mit plötzlicher hoher Kraftentfaltung eignet sich nicht zur Vorbeugung und Nachsorge. Das gesunde Sportprogramm soll maßvoll beanspruchen und vor allem die Ausdauer fördern. Dazu sind 2 Voraussetzungen notwendig:

50–70 % des Leistungsvermögens fordern

- Der Sport muß 50–70 % des individuellen Leistungsvermögens fordern, damit er ausreichend trainiert. Das erkennt man am durch die Anstrengung erhöhten Puls, der zwischendurch immer wieder (vielleicht mit einem praktischen elektronischen Meßgerät) kontrolliert werden soll. Er erhöht sich bei der richtigen Beanspruchung auf 170–180 Schläge pro Minute minus Lebensalter, bei einem 40jährigen zum Beispiel auf 130–140 Schläge. Das gilt aber nur für Gesunde, kranke Menschen müssen die individuell zumutbare Belastung mit dem Therapeuten abstimmen.

Etwa 20 % der Körpermuskulatur beanspruchen

- Eine umfassende Wirkung erfordert, daß 1/7–1/5 der gesamten Körpermuskulatur beansprucht wird. Das erreicht man immer durch Sportarten, bei denen die Muskulatur der Beine trainiert wird.

Empfohlene Sportarten

Alle Sportarten, bei denen diese beiden Voraussetzungen erfüllt werden, eignen sich grundsätzlich zum gesunden Training. Empfohlen werden vor allem flottes Gehen und leichter Dauerlauf (Jogging), bei schlechtem Wetter auch Laufen auf der Stelle auf einer dicken Matte oder dem Trampolin im Haus. Besonders günstig bei Gelenkleiden können Schwimmen und Radfahren sein, weil dabei ein Teil der Gelenke vom Körpergewicht entlastet wird.

Welche Sportart man auswählt, hängt auch von den persönlichen Vorlieben ab, denn das Training soll ja

Spaß machen. Erlernt wird der Sport am besten unter fachlicher Anleitung, z. B. im Sportclub oder Fitneßstudio, Jogging auch bei einem der vielen privaten Lauftreffs. Wer das nicht will, benötigt zumindest ein gutes Buch, in dem die verschiedenen Sportarten ausführlich beschrieben werden.

Psychologische Hilfen

Zur Ganzheitstherapie gehört auch die Behandlung des Seelenlebens

Die Ganzheitstherapie bleibt unvollständig, wenn nicht auch das Seelenleben mit einbezogen wird. Zwar gehören Gelenkleiden grundsätzlich nicht zu den psychosomatischen Krankheiten im engeren Sinn, aber indirekt können seelische Einflüsse doch eine Rolle spielen, z. B. durch dauernde körperlich-seelische Fehlhaltungen, die bestimmte Gelenke überfordern. Außerdem bedeutet eine langwierige Gelenkkrankheit mit eingeschränkter Beweglichkeit und ständigen Schmerzen natürlich eine hohe psychische Belastung, die durch entsprechende Hilfen gemildert werden sollte.

Die „Botschaft“ der Krankheit verstehen

Psychische Faktoren spielen bei vielen Krankheiten eine Rolle

Psychische Faktoren spielen nach heutiger Kenntnis bei vielen Krankheiten eine Rolle, auch bei jenen, die zunächst an keine seelische Ursache denken lassen. Vermutlich bestimmt das Seelenleben mehr oder minder deutlich bei allen Krankheiten mit, welche Organsysteme betroffen werden und wie die Erkrankung verläuft. Deshalb ist es auch bei Gelenkleiden berechtigt, die Frage zu stellen:

Fragen

> Warum betreffen schädliche psychische Einflüsse ausgerechnet die Gelenkfunktionen? Was kann und will das Seelenleben damit symbolisch zum Ausdruck bringen?

Wenn man darauf eine Antwort findet, läßt sich die Krankheit besser verstehen und gezielter ganzheitlich behandeln. Um der „Botschaft“ aus dem Seelenleben auf die Spur zu kommen, muß man sich zunächst die Funktionen der Gelenke vergegenwärtigen: Sie verbinden verschiedene Körperteile und sorgen für deren Beweglichkeit. Durch Gelenkerkrankungen wird diese Beweglichkeit und Verbindung behindert. Wenn man das symbolisch auf das Seelenleben überträgt, können Gelenkleiden mit der Flexibilität eines Menschen und seinen Verbindungen mit anderen zu tun haben.

Das mag auf den ersten Blick „weit hergeholt" erscheinen, die praktische Erfahrung lehrt aber, daß bei Patienten mit Erkrankungen der Gelenke häufiger Störungen in diesen psychischen Bereichen vorliegen. Sicher darf man die Gelenkleiden nicht allein daraus erklären, aber es lohnt sich, etwas genauer nach solchen Zusammenhängen zu forschen. Stellen Sie sich zum Beispiel die folgenden Fragen:

Fragen

- Gibt es Lebensbereiche und Situationen, in denen Sie zu unflexibel reagieren und deshalb die Entwicklungen und Lösungen verhindern?
- Haben Sie sich in einer bestimmten Situation auf eine zu starre Haltung versteift und schränken dadurch Ihre Möglichkeiten ein?
- Soll die erzwungene Ruhe während der Gelenkerkrankung die eigenen Grenzen bewußt machen, fordert sie zum Innehalten und zur Selbstbesinnung auf?
- Bestehen Probleme in den Verbindungen zu anderen Menschen?
- Haben sich Beziehungen im Lauf der Zeit so verfestigt, daß keine Entwicklung mehr möglich erscheint und die Erstarrung aufgelöst werden sollte?
- Bestehen zu starke Bindungen und Abhängigkeiten, die eine freie Beweglichkeit be- und verhindern?

Wichtige Selbsterkenntnisse gewinnen

Mit solchen selbstkritischen Fragen, die sich auf das Verhalten, die Einstellungen und sozialen Beziehungen erstrecken, kann man oft wichtige Selbsterkenntnisse gewinnen. Allerdings werden darauf nicht immer Antworten auftauchen. Die Einsichten können so schmerzlich sein, daß unbewußt erhebliche Widerstände dagegen auftreten. Dann kann psychotherapeutische Hilfe notwendig werden, um die Widerstände abzubauen.

Bei Wirbelsäulenerkrankungen nach möglichen Überlastungen suchen

Speziell bei Erkrankungen der Wirbelsäule sollten Sie besonders gründlich nach inneren Haltungen und möglichen Überlastungen forschen, die sich häufig durch Beschwerden an der Wirbelsäule symbolisch bemerkbar machen. Fragen Sie sich vor allem:

- Stehe ich unter dauerndem hohem Streß, der mich chronisch überfordert?
- Lasse ich mir von anderen zu viel „aufhalsen“, vielleicht um angenommen zu werden oder meine eigene Bedeutung zu unterstreichen?
- Setze ich mich selbst unter zu hohen Druck (z. B. Leistung, Termine), oder lasse ich mich von anderen unter Druck setzen?
- Vertrete ich falsche, zu starre Einstellungen und Haltungen, die mich immer wieder in Schwierigkeiten bringen?
- Bin ich „halsstarrig“, also unbelehrbar, und will ich mit dem Kopf durch die Wand?

Auch diese Fragen können, wenn man sie aufrichtig zu beantworten vermag, die Selbsterkenntnis verbessern und Anstöße zur Veränderung der Lebensgewohnheiten, Einstellungen und Haltungen geben. Wenn zu starke Widerstände gegen die Einsichten auftauchen, hilft oft nur die fachliche Psychotherapie.

Krankheit gewinnt einen Sinn für das weitere Leben

Wenn es durch solche Fragen gelingt, die „Botschaft“ der Gelenkkrankheit besser zu verstehen, gewinnt die Erkrankung einen Sinn für das weitere Leben.

Den Einsichten konsequent folgen

Allerdings muß man den Einsichten auch konsequent folgen, also die erkannten Fehler der Lebenseinstellungen und -gewohnheiten verändern, übermäßigen Streß abbauen und versuchen, selbstbewußter im Einklang mit sich selbst zu leben. Das wird die Gelenkkrankheit zwar noch nicht heilen, begünstigt aber die medizinische Behandlung. Vielleicht ist auch dazu psychotherapeutische Hilfe angezeigt.

Entspannung und Autosuggestion

Krankheiten der Gelenke verursachen Schmerzen und schmerzhafte Verspannungen der Muskulatur. Wie stark diese Symptome empfunden werden, ist individuell unterschiedlich. Unter anderem hängt das von der persönlichen Schmerzempfindlichkeit ab, die sich durch Entspannung und Autosuggestion beeinflussen läßt.

Entspannung bewirkt eine Linderung der Schmerzen

Grundsätzlich bewirkt Entspannung bei den meisten Menschen eine Linderung der Schmerzen, die schmerzhaften Muskelverspannungen lockern sich. Darüber hinaus führt Entspannung mit positiver Selbstbeeinflussung zu einer seelisch-geistigen Umstimmung, die unbewußte Heilkräfte aktiviert. Unter anderem konnte inzwischen nachgewiesen werden, daß Vorstellungen und Gedanken über das Nervensystem unmittelbar Einfluß auf die körpereigenen Abwehrregulationen nehmen.

> Zur ganzheitlichen Basistherapie bei Gelenkkrankheiten gehört also immer regelmäßiges Entspannungstraining.

Autogenes Training

Dazu gibt es verschiedene Techniken. Am bekanntesten ist bei uns das in den 30er Jahren von Professor Johannes Heinrich Schultz eingeführte *autogene Training*. Es ist systematisch aus 6 einfachen Übungen aufgebaut und eignet sich deshalb besonders gut zum selbständigen Training. Die Methode soll aber zunächst unter fachlicher Anleitung richtig erlernt werden. Dazu bieten heute praktisch alle Volkshochschulen und viele Krankenkassen Kurse an; man kann die Entspannung aber auch beim Therapeuten im Einzelunterricht erlernen.

Progressive Relaxation

Nicht alle Menschen können sich allein durch die Vorstellungen des autogenen Trainings tief entspannen. Dann kann die Ende der 20er Jahre von dem amerikanischen Therapeuten Edmund Jacobson eingeführte *progressive Relaxation* besser geeignet sein. Dabei führt man die Entspannung nicht durch bloße Vorstellungen herbei, sondern erlebt sie unmittelbar,

indem man Schritt für Schritt alle Muskelgruppen kurz kräftig anspannt und dann wieder lockert. Auch diese Technik soll im Kurs nach fachlicher Anleitung erlernt und dann selbständig trainiert werden.
Es gibt noch einige andere Entspannungstechniken, z. B. die Alpha-Entspannung oder die Selbsthypnose. Sie werden bei uns noch nicht so häufig angewendet. Deshalb findet man auch schwerer einen Kurs oder Therapeuten, um die Technik zu erlernen.
Wenn Sie sich für autogenes Training oder progressive Relaxation nicht entscheiden wollen, empfiehlt es sich, zunächst Literatur über die verschiedenen Entspannungsmethoden zu lesen, um dann die persönlich am meisten zusagende auszuzwählen. Dann sollten Sie bei Therapeuten in Ihrer Nähe nachfragen, ob die Technik dort vermittelt werden kann. Notfalls können Sie auch versuchen, die Methode nach einem Buch selbständig zu erlernen.

Wichtig sind Überzeugung und regelmäßiges Üben

Ohnehin kommt es nicht so sehr auf die Technik an. Wichtig ist vor allem, daß Sie davon überzeugt sind und regelmäßig üben. Es hilft wenig, die Entspannungsübungen nur durchzuführen, wenn Beschwerden bestehen. Dann beherrscht man sie nicht gut genug, um eine deutliche Wirkung zu erzielen.
Nur durch konsequentes Üben 1–2mal täglich gelingt es schließlich, die Entspannung immer herbeizuführen, auch wenn man unter Schmerzen und Verspannungen leidet. Mit etwas Selbstdisziplin lassen sich die Anfangsprobleme überwinden. Danach wird das tägliche Entspannungstraining zur guten Gewohnheit, auf die man nicht mehr verzichten möchte.

Positive Suggestionen

Tiefe Entspannung führt oft schon zur ausreichenden Linderung der Schmerzen und Verspannungen. Diese Wirkung läßt sich jedoch verstärken, indem man positive Suggestionen ins Unbewußte einprägt. Da sich in tiefer Entspannung die Aufnahmefähigkeit für solche Vorstellungen deutlich verbessert, versetzt man sich zur Autosuggestion zunächst in Entspannung. Danach werden die positiven Formulierungen etwa 30mal im Geist wiederholt (nicht laut sprechen), ehe man sich wieder aus der Entspannung löst. Auf diese

Weise werden die Suggestionen allmählich dem Unbewußten eingeprägt und gehen daraus schließlich automatisch in Erfüllung.

Die Autosuggestion wird in der Regel zusammen mit der Entspannung nach fachlicher Anleitung erlernt. Entscheidend ist dabei eine klare, knappe, positive Formulierung der Vorstellungen, die sich gezielt gegen die Beschwerden richten. Gut eignen sich bei Gelenkleiden zum Beispiel folgende Vorstellungen:

Beispiele für positive Vorstellungen

- „Von Tag zu Tag geht es mir besser und besser – Gelenke (oder Glieder, Rücken) wohlig warm und frei beweglich."
- „Ich fühle mich ruhig, wohl und gelassen – Gelenke (oder Glieder, Rücken) schmerzlos und frei beweglich."
- „Schmerz völlig gleichgültig – verschwindet vollkommen."

Suchen Sie nach diesen Beispielen selbst nach den Vorstellungen, die Ihnen persönlich am besten zusagen. Damit arbeiten Sie dann regelmäßig, bis die angestrebte Wirkung eintritt.

Es ist übrigens nicht richtig, daß man sich durch solche Formulierungen nur bessere Gesundheit „einbildet". Vielmehr erzeugen die Vorstellungen günstige körperliche und psychische Veränderungen, die tatsächlich auch gegen die Ursachen der Krankheit wirksam werden.

Die Vorstellungen erzeugen günstige Veränderungen

Positives Denken fördert die Heilung

Autosuggestion bedeutet bereits eine Form des positiven Denkens, die sich allerdings gezielt gegen die Symptomatik der Gelenkleiden richtet. Damit erzielt man gute Ergebnisse.

Wenn die Gelenkkrankheit aber chronisch verläuft, nur noch gebessert, nicht mehr geheilt werden kann, muß man lernen, mit dieser Belastung richtig umzugehen. Dadurch läßt sich die Erkrankung in solchen Fällen zwar auch nicht mehr ausheilen, aber die körpereigene Selbstheilungskraft so fördern, daß man mit den unvermeidlichen Restbeschwerden leben kann.

Bei chronischer Erkrankung muß man lernen, damit zu leben

Seelisch-geistige Grundeinstellung zum Leben

Positives Denken bedeutet also nicht, gegen Symptome einer Krankheit vorzugehen. Es ist eine seelisch-geistige Grundeinstellung zum Leben, die trotz der Erkrankung positiv bleibt und die Möglichkeiten nutzt, die verblieben sind, um ein erfülltes Leben ohne Resignation und Verbitterung zu führen.
Das fällt einem nicht in den Schoß, man muß sich diese positive Einstellung erarbeiten.

Die Krankheit annehmen

Wichtig ist dabei vor allem, die Tatsache der Krankheit anzunehmen, sich nicht unnötig dagegen aufzulehnen, denn das erzeugt zusätzliche Spannungen. Es geht also nicht um Selbstbetrug, wie Kritiker oft behaupten, sondern um den Versuch, in der unabänderlichen Situation die verbleibenden Möglichkeiten zu erkennen und zu nutzen.
Es führte zu weit, die Technik des positiven Denkens hier genauer zu beschreiben. Dazu gibt es genügend einschlägige Literatur mit praktischen Anleitungen, zum Teil auch Kurse.

!

> Im Grunde bewirkt positives Denken immer, daß man lernt, Erfahrungen und Situationen unter mehreren Aspekten zu betrachten, sich also nicht von den negativen Seiten überwältigen zu lassen, sondern sie positiv zu bewältigen.

Nach einiger Übung gelingt das auch, wenn man mit einer chronischen Krankheit leben muß. Entspannung und Autosuggestion bilden hierbei die Grundvoraussetzungen. Wer sehr stark in negativen Gedanken gefangen ist, benötigt manchmal auch fachliche Hilfe, um aus diesen Denkgewohnheiten auszubrechen.

Spezielle Naturheilverfahren

Die naturmedizinische Behandlung von Gelenkleiden beschränkt sich in der Regel nicht auf ein Heilverfahren, z. B. pflanzliche oder homöopathische Medikamente. Vielmehr werden verschiedene Heilmittel kombiniert, um die Krankheit von mehreren Seiten anzugehen. Sie ergänzen und verstärken sich in ihren Wirkungen, so daß im Lauf der Zeit optimale therapeutische Ergebnisse erzielt werden.

In der Naturmedizin werden verschiedene Heilmittel kombiniert

Grundsätzlich bleibt diese Behandlung fachlicher Verordnung vorbehalten. Zwar eignen sich viele Naturheilverfahren auch zur Selbsthilfe, die jedoch auch mit dem erfahrenen Therapeuten abgestimmt werden soll. Insbesondere bei stärkeren akuten und langwierigen chronischen Gelenkleiden ist fachliche Hilfe stets unverzichtbar.

Selbsthilfe muß mit dem Therapeuten abgestimmt werden

Medikamentöse Behandlung

Zur medikamentösen Therapie verwendet die Naturmedizin bei Gelenkleiden hauptsächlich Heilpflanzen und homöopathische Wirkstoffe. Zunehmende Bedeutung gewinnt die Enzymtherapie, nicht zu vergessen die Behandlung mit Thymusextrakten zur Aktivierung der Abwehr- und Selbstheilungsregulationen. Außerdem wird neuerdings erprobt, ob Weihrauch bei entzündlichen Gelenkerkrankungen angezeigt ist. Alle diese Medikamente sind in der Regel auch bei längerem Gebrauch gut verträglich, lediglich durch Enzyme und Thymus kann es gelegentlich zu Nebenwirkungen kommen.

Heilpflanzen und homöopathische Wirkstoffe

Heilpflanzen innerlich und äußerlich

Die Pflanzen-(Phyto-)therapie wird bei Gelenkleiden oft kombiniert innerlich und äußerlich durchgeführt. Die innere Anwendung dient vor allem der Entgiftung, Entschlackung und Umstimmung, während die

Innere Anwendung

Äußere Behandlung

Behandlung von außen hauptsächlich die örtlichen Symptome lindert. Mittlerweile wird die äußerliche Therapie zwar von der Schulmedizin in Frage gestellt, aber in der Praxis bestätigt sich ihre Wirksamkeit immer wieder.

Zur internen Phytotherapie werden in erster Linie Brennessel, Löwenzahn, Teufelskralle und Wacholderbeeren gebraucht. Dabei sind fertige Zubereitungen (wie Saft, Tropfen, Kapseln) vorzuziehen, denn nur sie enthalten die Hauptwirkstoffe in stets gleichbleibender (standardisierter) Menge. Das ist für den Behandlungserfolg sehr wichtig.

Brennesseln

Wichtigstes pflanzliches Medikament bei Gelenkleiden

erweisen sich inzwischen aufgrund neuester Forschungsergebnisse als vielleicht wichtigstes pflanzliches Medikament überhaupt bei der Behandlung von Arthritis und Arthrose. In der Volksmedizin wurden sie schon lange gebraucht, die gute Wirkung erklärte man vor allem aus der Entschlackung und Entgiftung. Nun steht aber fest, daß Extrakte aus Brennesselblättern als Zytokin-Hemmstoffe wirken. Damit gewinnt die Heilpflanze völlig neue Bedeutung in der Therapie von Gelenkleiden.

Zytokine

Als *Zytokine* bezeichnet man verschiedene körpereigene Stoffe, die Krankheiten verursachen können. Bei Gelenkabnutzung und -entzündung sind vor allem die Zytokine „Interleukin 1 beta“ und „Tumor-Nekrose-Faktor-alpha“ wichtig. Sie lösen den Krankheitsprozeß aus, indem sie die Bildung knorpelabbauender Enzyme anregen; außerdem wirken sie über die Prostaglandine (ebenfalls körpereigene Wirkstoffe) bei Entzündungen mit. Diese komplexen Zusammenhänge sind erst teilweise geklärt und müssen hier nicht näher beschrieben werden.

Die Wirkstoffe der Brennesselblätter sind nach dem Ergebnis klinischer Untersuchungen in der Lage, die Konzentration der Zytokine im Körper deutlich zu reduzieren. Die Ergebnisse dabei fallen überzeugend aus:

Überzeugende Ergebnisse

- Gelenkschmerzen werden durch Brennesselextrakt um durchschnittlich 50 % gelindert.

- Die Beweglichkeit bessert sich bei etwa 70 % der Patienten um etwa ein Drittel.
- Die Verträglichkeit des Brennesselextrakts ist auch bei Langzeitgebrauch ausgezeichnet.

Nach diesen ersten Erkenntnissen, die noch durch weitere Studien erweitert werden müssen, empfiehlt sich ein Versuch mit Brennesselextrakt praktisch immer bei Arthritis und Arthrose. Es gibt verschiedene Arzneimittel in der Apotheke, die auch zur ergänzenden Selbsthilfe über längere Zeit angewendet werden können.

Ein Versuch empfiehlt sich immer

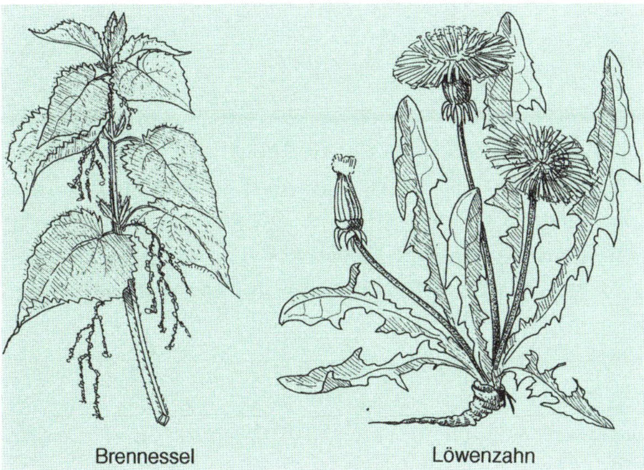

Löwenzahn
ist kein speziell gegen Gelenkleiden wirksames Mittel, sondern dient der gründlichen Entschlackung und Entgiftung. Allein dadurch kann man die Gelenkerkrankungen nicht behandeln, aber er wird oft ergänzend eingesetzt, um die Wirkungen anderer Heilverfahren zu unterstützen.

Dient der Entschlackung und Entgiftung

In der Regel wird er kurmäßig 3–4 Wochen lang verabreicht, am besten als Saft (aus dem Reformhaus). Die stark harntreibende Wirkung setzt jedoch voraus, daß die Nieren voll funktionsfähig sind; im Zweifel muß der Therapeut befragt werden.

Teufelskralle
ist eine exotische Heilpflanze aus der Kalaharisteppe Namibias, die seit Jahrzehnten auch bei uns zur Be-

Exotische Heilpflanze aus Namibia

Wirkt entgiftend und entschlackend

handlung von Gelenkleiden gebraucht wird. Ihre gut entgiftende und entschlackende Wirkung wurde in wissenschaftlichen Untersuchungen nachgewiesen. Darüber hinaus diskutiert man noch schmerz- und entzündungslindernde Wirkungen, die jedoch nicht endgültig bewiesen sind. Besonders bei chronischen Gelenkleiden bewährt sich die Heilpflanze gut.

Bewährt sich gut bei chronischen Gelenkleiden

Die Anwendung erfolgt kurmäßig 3–9 Wochen lang und kann bei Bedarf regelmäßig wiederholt werden. In schweren Fällen wird der Therapeut einleitend oft Injektionen mit Teufelskralle durchführen. Zur Selbsthilfe eignen sich vor allem die Kapseln aus der Apotheke.

Wacholderbeeren,

manchmal auch Zubereitungen aus Wacholderholz oder das aus der Pflanze gewonnene Öl, entschlacken und entgiften ebenfalls gut; ferner scheinen sie bei Arthrose den Gelenkstoffwechsel zu verbessern. Man wendet sie meist ergänzend neben anderen Heilverfahren an.

Scheinen den Gelenkstoffwechsel zu verbessern

Zur Selbsthilfe eignen sich fertige Wacholderölkapseln am besten, die kurmäßig 4–6 Wochen verabreicht werden. Die Angaben zur Dosierung müssen strikt eingehalten werden, sonst kann es zu Nierenschäden kommen. Nierenkranke dürfen Wacholder grundsätzlich nicht anwenden, wenn der Therapeut das nicht ausnahmsweise verordnet.

Weihrauch,

das getrocknete Harz des in Südarabien, Somaliland und an der Küste des Roten Meers heimischen Baums *Boswellia sacra*, kennt man bei uns bisher praktisch nur aus der Kirche. Die indische Ayurveda-Medizin wendet es aber schon seit Jahrtausenden gegen Gelenkentzündungen an.

Wissenschaftliche Studie

Diese traditionelle Heilanzeige wurde nun in einer ersten wissenschaftlichen Studie mit 81 Patienten, die an chronischer Polyarthritis litten, überzeugend bestätigt. Sie wurden 12 Wochen lang zusätzlich mit einem Trockenextrakt aus Weihrauch behandelt. Da-

durch nahmen Gelenkschmerzen, -schwellungen und Morgensteifigkeit der Gelenke im Vergleich zu einer nicht mit Weihrauch behandelten Kontrollgruppe deutlich ab.
Allerdings ist noch nicht geklärt, ob Weihrauch über längere Zeit hilft und vielleicht andere Arzneimittel überflüssig machen kann. Das muß in weiteren Untersuchungen geklärt werden. Die Wirksamkeit wird daraus erklärt, daß Weihrauchextrakt gezielt einen körpereigenen Botenstoff (das Enzym 5-Lipoxigenase) hemmt, der entscheidend bei der Gelenkentzündung mitwirkt.

Erklärung der Wirksamkeit

Aus diesen ersten Ergebnissen kann ein Versuch mit Weihrauch zur ergänzenden Therapie der chronischen Polyarthritis empfohlen werden. Allerdings ist der mit dem Kürzel „H 15" bezeichnete Wirkstoff bisher erst in der Schweiz als Arzneimittel zugelassen, in Deutschland wurde die Zulassung erst beantragt. Deutsche Apotheken können „H 15" aber aus der Schweiz besorgen, besprechen Sie das mit Ihrem Therapeuten.

H 15

Äußerliche Behandlung

Zur lokalen äußerlichen Behandlung verwendet man Salbe, Gel, Creme, flüssige Einreibung oder Badezusatz. Sie enthalten als Basiswirkstoff oft Salizylsäure oder Azetylsalizylsäure zur Linderung von Schmerzen und Entzündungen, zum Teil auch gefäßerweiternde Mittel wie Nikotinsäure. Außer diesen Grundbestandteilen sind meist Heilpflanzen eingearbeitet. Zu den gebräuchlichsten gehören:

Arnika

- *Arnika* mit schmerz-, entzündungslindernder und durchblutungsfördernder Wirkung; man kann sie auch einzeln in Form der Arnikatinktur gebrauchen, die vor der Einreibung verdünnt werden muß.

Beinwell

- *Beinwell* wird meist als fertige Salbenauflage verwendet, um chronische Schmerzen und Entzündungen zu lindern; bei Arthrose scheint er auch die Regeneration der Gelenke zu fördern.-

Capsicum

- *Capsicum* (Spanischer Pfeffer) wirkt nach Aufnahme durch die Haut stark reizend auf Nervenenden und erweitert die kleinen Blutgefäße; dadurch kommt es zur angenehmen Mehrdurchblutung und Erwärmung mit Linderung von Schmerzen und Verspannungen. Der Wirkstoff ist nicht iminer gut verträglich (allergische Reaktionen), die Anwendung bespricht man deshalb mit dem Therapeuten.

Koniferen

- *Koniferenöle*, vor allem aus Fichtennadeln und Latschenkiefer, unterstützen in fertigen Zubereitungen oft die Wirkung anderer Bestandteile; insbesondere die schmerz- und krampflindernde Wirkung wird verbessert, überdies die örtliche Durchblutung angeregt.

Lavendel

- *Lavendel* wirkt gleichfalls schmerz- und krampflindernd; in fertigen Zubereitungen ist die Heilpflanze häufiger enthalten, um die anderen Bestandteile zu ergänzen.

Pfefferminzöl

- *Pfefferminzöl*, vor allem das japanische, wirkt gut gegen Schmerzen, Verspannungen und Entzündungen; es kann auch einzeln zur örtlichen Einreibung und Massage gebraucht werden. Da es nicht von allen Menschen gut vertragen wird, muß manchmal als Alterantive das ähnlich, aber milder wirkende Eukalyptusöl verwendet werden.

Rosmarin

- *Rosmarin* erzeugt eine milde Hautreizung, die Schmerzen lindert, und regt außerdem die örtliche Durchblutung an, was zur angenehmen Erwärmung führt; es ist in verschiedenen Zubereitungen zur Einreibung enthalten.

Es gibt noch verschiedene andere pflanzliche und chemische Wirkstoffe zur äußerlichen Behandlung. Da sie seltener gebraucht werden und nicht immer zuverlässig genug helfen, muß darauf nicht mehr eingegangen werden.

Die individuelle Homöopathie

Hahnemann

Die moderne Naturmedizin ist ohne die vor etwa 200 Jahren von Dr. Samuel Hahnemann begründete Homöopathie nicht mehr denkbar. Ein Allheilmittel kann sie natürlich nicht sein, aber bei den meisten Krankheiten sind die individuell richtig ausgewählten homöopathischen Wirkstoffe zumindest ergänzend gut wirksam und vor allem auch sehr gut verträglich. Selbst die Schulmedizin, die lange Zeit erbittert gegen die Homöopathie kämpfte, öffnet sich inzwischen – wenngleich noch zögernd – diesem Heilverfahren.

Grundlage der Homöopathie

> Grundlage der Homöopathie bildet die Erkenntnis, daß starke Reize, die auf den Körper einwirken, zu Krankheiten führen. Die Symptome sind Ausdruck der Abwehr- und Selbstheilungsregulationen, mit denen der Körper die Schädigung wieder beseitigen will.

Schwacher Reiz

Wenn man nun einen Wirkstoff, der unverdünnt bei Gesunden ähnliche Symptome wie die der Krankheit verursacht, in hochverdünnter (potenzierter) Form verabreicht, übt man damit einen schwachen Reiz aus. Er regt gezielt die Abwehr- und Selbstheilungskräfte gegen die Krankheitsursachen an, damit sie aus eigener Kraft überwunden werden können.

Bestätigung durch praktische Erfahrung

Dieses grundlegende Wirkungsprinzip der Homöopathie ist mittlerweile durch praktische Erfahrung und wissenschaftliche Untersuchungen bestätigt. Es trifft keinesfalls zu, wie lange von der Schulmedizin behauptet wurde, daß die Wirkungen auf dem bloßen Glauben der Patienten beruhen; auch Tiere, bei denen ein solcher Placeboeffekt ausgeschlossen ist, können durch Homöopathie erfolgreich behandelt werden.

Verdünnung ist keine Abschwächung

Und die Verdünnung der Wirkstoffe bedeutet nicht eine Abschwächung der Wirkung, wie man bei einseitig naturwissenschaftlichem Denken annehmen müßte. Selbst höchste Verdünnungen sind objektiv wirksam, zum Teil sogar besonders gut, denn die zur Heilung notwendigen „Informationen" der Wirkstoffe treten bei der Zubereitung in das Verdünnungsmittel über. Das vollzieht sich jedoch auf einer „feinstofflichen" Ebene, die wissenschaftlich (noch) nicht genau erfaßt werden kann.

Auch bei Langzeittherapie erfolgreich

Abgesehen von der guten Wirkung ist die Homöopathie auch bei Langzeittherapie ausgezeichnet verträglich. Zwar kann es anfangs zur kurzen Erstverschlim-

Erst-verschlimmerung

merung der Beschwerden kommen, aber das darf nicht als Nebenwirkung mißverstanden werden. Vielmehr erkennt man daran, daß der homöopathische Wirkstoff die Abwehr- und Selbstheilungsregulationen wieder in Gang gebracht hat. Diese Verschlimmerung klingt bald ab und geht in die Phase deutlicher Besserung oder Heilung über.

Eignet sich nicht zur Selbsthilfe

Trotz aller Vorteile eignet sich Homöopathie aber grundsätzlich nicht zur Selbsthilfe. Entscheidend kommt es nämlich darauf an, den individuell richtigen Wirkstoff zu verabreichen und je nach Krankheitsverlauf später noch andere Wirkstoffe einzusetzen. Das erfordert eine spezielle Ausbildung, der Patient als medizinischer Laie wäre dadurch überfordert. Die klassische Homöopathie nach Hahnemann muss deshalb immer vom Homöopathen verordnet werden.*

Komplex-homöopathie

Eine Ausnahme gilt lediglich für die Komplexhomöopathie. Sie sucht nicht lange nach dem einen, individuell genau passenden Wirkstoff, sondern kombiniert mehrere miteinander in einem Fertigarzneimitel. Das erhöht die Chance, daß sich auch das individuell richtige Mittel darunter befindet. Und wenn das nicht der Fall ist, können die miteinander kombinierten Einzelmittel wenigstens annähernd ähnlich sein und sich gegenseitig in ihrer Wirkung ergänzen, so daß man doch eine gute Wirkung erzielt.

Die klassische Homöopathie lehnt solche Komplexmittel zwar ab, weil sie im Widerspruch zur „reinen Lehre“ Hahnemanns stehen, aber in der Praxis bewähren sie sich ebenfalls meist gut.

Sie können zur Selbsthilfe in der Apotheke nach einem Komplexmittel gegen Arthritis, Arthrose oder Gicht fragen und es einige Zeit verwenden. Bleibt die Wirkung ungenügend, muß aber doch nach den Regeln der klassischen Homöopathie behandelt werden.

Es erübrigt sich, die verschiedenen homöopathischen Wirkstoffe zu nennen, die bei Gelenkleiden angezeigt sein können. Man unterteilt sie grundsätzlich wie folgt:

*Wir empfehlen dazu den Ratgeber *Klassische Homöopathie – Heilen nach einem bewährten Naturgesetz* von Josef Rau, erschienen im Jopp-Verlag, Wiesbaden, ISBN 3-926955-19-8.

- Kleine Mittel, die in geringerer Verdünnung vor allem zur Linderung der Symptomatik verwendet werden, um chemische Medikamente zu ersetzen.

Kleine Mittel

- Tiefgreifend gegen die Krankheitsursachen wirksame Mittel in höheren und höchsten Verdünnungen, die selbst in schweren, chronisch verlaufenden Fällen noch helfen können; oft werden sie nur 1–2mal wöchentlich (oder noch seltener) verabreicht, aber monate- bis jahrelang, damit die optimale Wirkung eintritt.

Tiefgreifend wirkende Mittel

Ein Versuch ist immer angezeigt

Ein Versuch mit Homöopathie ist praktisch bei allen Gelenkleiden angezeigt. Allerdings kann sie keine Wunder bewirken. Heilung oder zumindest dauerhafte Besserung ist nur möglich, wenn die kranken Gelenke noch zur Regeneration fähig sind. Deshalb sollte die Homöopathie so früh wie möglich beginnen, bei schweren akuten Erkrankungen anfangs auch als Begleittherapie zur schulmedizinischen Symptomunterdrückung.

Keine Kombination mit Kortikosteroiden

Eine Kombination mit Kortikosteroiden ist in der Regel aber nicht zu empfehlen, weil die Nebennierenhormone die durch Homöopathie angestrebte Aktivierung der körpereigenen Abwehr- und Selbstheilungsregulationen unterdrückt.

Wirkungen der Enzymtherapie

Aus dem Eiweiß der Nahrung

Die Enzyme stellt der Körper aus dem Eiweiß der Nahrung her. Sie wirken bei zahlreichen biochemischen Lebensfunktionen mit, z. B. bei der Verdauung und im Stoffwechsel.* Dabei beschleunigen sie die biochemischen Prozesse und/oder lenken sie in eine bestimmte Richtung.

Unentbehrlich zur Selbstheilung

Auch bei entzündlichen und degenerativen Krankheiten sind Enzyme zur Selbstheilung unentbehrlich. Insbesondere bauen sie die Krankheitsstoffe ab, die Reizungen und Entzündungen unterhalten, wirken indirekt gegen die Schmerzen, sorgen für den Abbau ge-

* Ausführliche Informationen über die vielfältigen Wirkungen enthält das Buch *Enzymtherapie – Vorbeugen und heilen mit lebenswichtigen Biokatalysatoren* von Gerhard Leibold, Jopp-Verlag, ISBN 3-926955-94-5.

schädigter Zellen und fördern nach überstandener Erkrankung die Regeneration der Gewebe.

Werden noch zu selten eingesetzt

Alle diese Wirkungen sind auch zur Therapie von Gelenkleiden wichtig. Leider werden sie dazu bislang noch viel zu selten eingesetzt. In der Sportmedizin dagegen gelten die Enzyme seit langem als ein hervorragendes Heilmittel, um teuren Profisportlern rasch wieder „auf die Beine" zu helfen.

Rezeptfreie Enzymsalben zur Selbsthilfe

Bei einfachen akuten Gelenkbeschwerden können Enzyme auch zur Selbsthilfe verwendet werden. Dazu eignen sich rezeptfreie Enzymsalben aus der Apotheke, die nach Gebrauchsanweisung auf die betroffenen Gelenke aufgetragen werden. Die Wirkung tritt meist rasch ein: Linderung von Schmerzen und Entzündungen, beschleunigter Abbau von Krankheitsstoffen und geschädigten Zellen sowie schnellere Regeneration.

Innere Einnahme bei chronischen Gelenkleiden

Stärkere akute und chronische Gelenkleiden dagegen müssen innerlich durch Enzyme behandelt werden, die äußerliche Anwendung ergänzt diese Behandlung. In schweren Fällen kann der Therapeut die Enzyme injizieren, oft genügt aber die Einnahme in Form von Dragees. Sie enthalten in der Regel eine Kombination aus mehreren Enzymen, die sich in ihrer Wirkung ergänzen und verstärken, vor allem Bromelaine, Papayotin, Pankreatin, Amylase, Chymotrypsin und Trypsin.

Vorsicht bei Allergieneigung

Zwar sind auch die Dragees rezeptfrei in der Apotheke erhältlich, sollten aber erst nach Rücksprache mit dem Therapeuten angewendet werden, denn sie sind nicht immer gut verträglich. Vorsicht ist besonders bei Neigung zu Allergien und Störungen der Blutgerinnung geboten. Bei äußerlicher Enzymtherapie kommen allergische Reaktionen seltener vor; dann muß der Therapeut entscheiden, ob die Behandlung abgebrochen werden soll.

Kombination mit anderen Naturheilverfahren

Bei guter Verträglichkeit kann die Enzymtherapie lange Zeit durchgeführt werden, insbesondere bei chronischer Polyarthritis und Arthrose. Häufig wird sie mit anderen Naturheilverfahren kombiniert, z. B. mit Homöopathie oder Vitamin E, das auch günstig auf die Gelenke wirkt.

Thymustherapie zur Abwehrsteigerung

Thymusdrüse bildet Hormon

Die Thymusdrüse, die sich hinter dem Brustbein befindet, bildet ein Hormon, das mit für das Wachstum zuständig ist. Nach der Pubertät schwindet das Organ bis auf Reste. Deshalb ging man früher davon aus, daß die Drüse nach dem Wachstum keine Aufgaben mehr zu erfüllen hat.

Inzwischen steht aber fest, daß die Thymusdrüse zum körpereigenen Immunsystem gehört. Sie produziert Hormone, die vor allem zur Bildung der T-Lymphozyten (eine Form weißer Blutkörperchen) unentbehrlich sind; diese Lymphzellen spielen bei den Abwehr- und Selbstheilungsregulationen eine entscheidende Rolle.

Anregung des Immunsystems

Aufgrund dieser Erkenntnisse entstand die Behandlung mit Extrakten aus der Thymusdrüse von Kälbern. Sie regt das Immunsystem stark an und kann, kombiniert mit anderen Naturheilverfahren, auch chronische Gelenkerkrankungen günstig beeinflussen, manchmal selbst langjährige Krankheitsprozesse noch ausheilen. Vor allem chronische rheumatische Gelenkentzündungen sprechen darauf oft gut an.

Zur klassischen Thymustherapie werden Frischdrüsenextrakte injiziert. Diese Behandlung ist umstritten und nicht immer gut verträglich; vor allem kann heute das Risiko, daß dabei die Rinderseuche BSE übertragen wird, nicht zuverlässig genug ausgeschlossen werden.

Fertigarzneimittel aus Thymusextrakt

Bevorzugt gebraucht man inzwischen Fertigarzneimittel aus Thymusextrakt, die teils injiziert werden müssen, teils in Form von Dragees eingenommen werden können. Die Verträglichkeit dieser Thymusarzneimittel ist oft besser als die des Frischdrüsenextrakts. Ob durch die Zubereitung das BSE-Risiko absolut sicher ausgeschlossen werden kann, läßt sich noch nicht mit letzter Sicherheit beurteilen, die Gefahr einer Übertragung erscheint aber unwahrscheinlich.

Zum Teil wird die Thymustherapie auch mit homöopathischen Zubereitungen durchgeführt. Sie sind noch besser verträglich und wirken ebenfalls gut. Auch hierzu gibt es Injektionslösungen und Zubereitungen, die eingenommen werden können.

Stets fachlich verordnen lassen

Die Thymusbehandlung soll stets fachlich verordnet werden, da nur der Therapeut die Wirkungen und Reaktionen richtig beurteilen kann. Zur Injektionskur werden im allgemeinen innerhalb von 3 Wochen 15 Ampullen Thymusextrakt eingespritzt. Die Dragees sollen 6–8 Wochen lang verabreicht werden, damit eine optimale Wirkung eintritt. Homöopathische Thymuszubereitungen wendet man zum Teil monatelang an. Bei Bedarf können die Kuren häufiger wiederholt werden.

Kontraindikationen

Nicht angezeigt ist die Thymustherapie bei Unterfunktion der Schilddrüse und Myasthenia gravis, einer seltenen Form schwerer Muskelschwäche durch Störung der Immunfunktionen. Zusammen mit Kortikosteroiden und in den ersten Wochen nach deren Gebrauch soll nicht mit Thymus behandelt werden, denn die Nebennierenhormone schwächen die Thymuswirkung ab.

Physiotherapie bei Gelenkleiden

Physikalische Reize zur Behandlung

Unter dem Oberbegriff Physiotherapie faßt man verschiedene Naturheilverfahren zusammen, die physikalische Reize zur Behandlung einsetzen. Insbesondere gehören dazu Wasser, Kälte und Wärme, Massagen und die unterschiedlichen Formen der Elektrotherapie. Auch in der Schulmedizin wird diese Behandlung größtenteils anerkannt, allerdings viel zu selten und nicht integriert in ein ganzheitliches Therapiekonzept angewendet.

In Zukunft muß der Kassenpatient wohl damit rechnen, daß er höhere Zuzahlungen zur Physiotherapie zu leisten hat, einen Teil der Anwendungen vielleicht in voller Höhe selbst bezahlen soll. Damit will man die kaum noch zu finanzierenden Kosten unseres Gesundheitssystems senken. Allerdings spart man bei der Physiotherapie am falschen Platz, denn die richtig durchgeführten Anwendungen können viele andere, wesentlich kostspieligere Heilverfahren ersetzen oder zumindest so gut unterstützen, daß sie abgekürzt werden können. Jedenfalls sollte der Patient eine physikalische Therapie auch dann anwenden lassen, wenn er die Kosten dafür tragen muß.

Können kostspieligere Heilverfahren ersetzen

Kneippsche Wasseranwendungen

Wassertherapie

Sebastian Kneipp

Die Wasser-(Hydro-)therapie gehört zu den ältesten Naturheilverfahren. Zeitweise geriet sie zwar fast in Vergessenheit, aber mit Pfarrer Sebastian Kneipp nahm sie im 19. Jahrhundert einen neuen Aufschwung, der bis heute anhält. Ihm gelang es nämlich, ein Therapiesystem mit über 100 Wasseranwendungen zu entwickeln, das sehr genau dosierbar ist und individuell dem einzelnen Patienten und seiner Krankheit angepaßt werden kann. Erst damit waren die Voraussetzungen für die weltweite Anerkennung der Hydrotherapie geschaffen.

Heilwirkungen des Wassers

Der Temperaturunterschied hat entscheidende Bedeutung

Das Wasser selbst bewirkt wenig, von entscheidender Bedeutung für die Heilwirkungen ist der Temperaturunterschied zwischen Wasser und Körper. Er beeinflußt Durchblutung, Stoffwechsel, Nerven-, Hormondrüsen- und Immunsystem. Über eines dieser Systeme, meist aber über mehrere, kann praktisch jede Krankheit behandelt werden. Die Wirkungen der lokalen Wasseranwendungen bleiben nicht örtlich begrenzt, sondern setzen sich in den gesamten Organismus fort.

Indifferente Temperatur

Wassertempraturen um 35–37 °C, die ungefähr der Körpertemperatur entsprechen, werden als *indifferent* (neutral) bezeichnet, das heißt, sie üben keinen nennenswerten therapeutischen Reiz aus. Die Wassertemperatur muß darüber oder darunter liegen. Kaltes Wasser wendet man hauptsächlich bei akut-entzündlichen Gelenkkrankheiten an, warme Temperaturen sind vorwiegend bei chronischen Gelenkleiden angezeigt.
Der Reiz des Wassers verändert Durchblutung und

Beruhigung und Entspannung der Muskulatur

Natürliche Kortikosteroidtherapie

Stoffwechsel. Über das Nervensystem erzielt man allgemeine Beruhigung und Entspannung der Muskulatur. Die Hormondrüsen reagieren mit veränderter Ausschüttung von Wirkstoffen; dabei ist besonders wichtig, daß kaltes Wasser die Abgabe von Kortikosteroiden aus der Nebennierenrinde anregt.

Diese natürliche Kortikosteroidtherapie kann ähnlich gut wie die medikamentöse Behandlung mit diesen Hormonen wirken, ohne daß deren Nebenwirkungen zu befürchten sind.

Anregung der Schweißabsonderung

Schließlich können Wasseranwendungen auch noch die Entgiftung und Entschlackung fördern, indem sie die Schweißabsonderung anregen.

Diese Hauptwirkungen der Hydrotherapie sind auch bei den verschiedenen Gelenkleiden nützlich. Schmerzen und Muskelverspannungen werden gelindert, entzündliche Prozesse gehemmt und vermehrt Krankheitsstoffe über die Haut ausgeschieden. Die hormonellen Reaktionen auf den Reiz des Wassers verbessern die Abwehr- und Selbstheilungsregulationen, die vermehrt ausgeschütteten körpereigenen Kortikosteroide wirken gegen die Entzündungen. Bei chronisch-degenerativen Gelenkleiden kann die Verbesserung der Durchblutung und des Stoffwechsels mit zur Regeneration beitragen.

Kleinere örtliche Wasseranwendungen sind im allgemeinen gut verträglich und eignen sich zum Teil auch zur Selbsthilfe. Alle größeren Anwendungen dürfen nur nach fachlicher Verordnung durchgeführt werden, zum Teil in einer medizinischen Badeabteilung.

Nicht immer gute Verträglichkeit

Die Verträglichkeit der größeren Anwendungen ist nicht immer gut; vor allem bei Patienten, die an Herz-Kreislauf-Erkrankungen leiden, können allgemeines Unwohlsein, Schwindel und Herzbeschwerden auftreten. Dann muß die Behandlung sofort abgebrochen und bis zur Besserung geruht werden. Ob die Anwendungen später wieder aufgenommen werden dürfen, beurteilt stets der Therapeut.

Geeignete Anwendungen bei Gelenkleiden

Zur Hydrotherapie bei Erkrankungen der Gelenke eig-

Auflagen und Wickel

nen sich vor allem *Auflagen* und *Wickel*. Sie können allerdings nicht an allen Gelenken angewendet werden, in erster Linie kommen sie bei Krankheiten der Arm- und Beingelenke in Frage.

Wenn Wirbelgelenke betroffen sind oder die Schmerzen bei rheumatischen Gelenkleiden durch den Körper wandern, müssen größere Anwendungen an der Vorder- und Rückseite des Körpers oder Ganzkörperwickel durchgeführt werden, die fachlicher Verordnung vorbehalten bleiben.

Zur Selbsthilfe kommen Auflagen und Wickel an den Gelenken der Füße, Knie, Hände, Ellbogen und Schultern in Frage. Dazu benötigt man immer 2 Leintücher und 1 Wolltuch. Zur Auflage faltet man 1 Leintuch 2–6fach passend zusammen, taucht es ins Wasser, wringt es leicht aus und legt es auf das zu behandelnde Gelenk.

Beim Wickel verfährt man ebenso, legt das angefeuchtete Tuch aber nicht nur auf, sondern führt es ganz um das Gelenk herum (deshalb wirken Wickel etwas stärker).

Über das feuchte Innentuch kommt das 2., etwas größere trockene Leintuch, das bei Auflagen und Wikkeln ganz um das Gelenk herum angelegt wird. Den äußeren Abschluß bildet das noch etwas größere Wolltuch, das ebenfalls immer ganz um das Gelenk herum geführt wird.

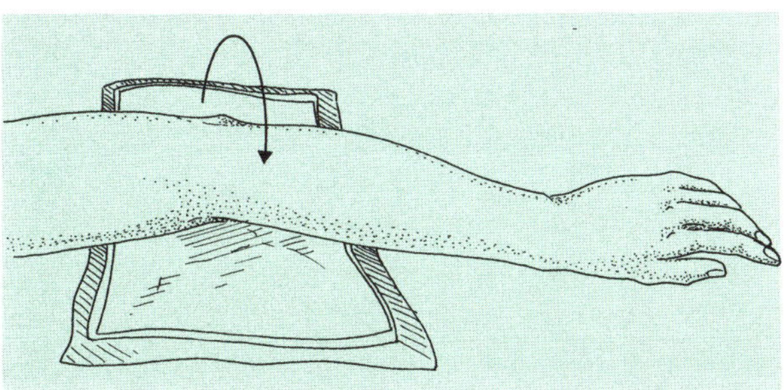

Anwendung

Die Anwendung erfolgt 1–4mal täglich und dauert jeweils 1½–2 Stunden. Bei akuten Entzündungen werden immer kalte Auflagen und Wickel angewendet, Wärme könnte die Entzündung verschlimmern. Chronische Entzündungen und Arthrosen sprechen zum Teil auch gut auf die kalte Anwendung an, teilweise wirken aber warme Auflagen und Wickel besser.

Säcke

Als Sonderform der Auflage können *Säcke* angewendet werden. Dazu verwendet man einen Leinensack passender Größe, der zu etwa 2/3 mit Heilkräutern gefüllt, zugebunden und dann 20 Minuten in siedendes Wasser gelegt wird. Danach läßt man ihn auf etwa 40 °C abkühlen und legt ihn auf das Gelenk, darüber kommen die üblichen beiden Trockentücher. Besonders gut bewähren sich bei Gelenkleiden Säcke mit Heublumen. Inzwischen gibt es in der Apotheke fertige Heublumenkompressen, die einfacher als der Sack angewendet werden können.

Heublumenkompressen

Säcke legt man 1–4mal täglich für etwa 1½ Stunden an. Man erzielt damit eine besonders gute schmerz- und krampflösende Wirkung und regt die Ausscheidung von Krankheitsstoffen mit dem Schweiß stärker an. Heublumen wirken außerdem entzündungshemmend. Da Wärme bei Entzündungen aber nicht immer geeignet ist, soll bei Arthritis vor dem Gebrauch der Therapeut befragt werden.

Schmerz- und krampflösende Wirkung

Oft kombiniert man Auflagen und Wickel mit Heilerde, Fango oder Moor.

Heilerde

Heilerde gebraucht man meist in Form von Lehm, der in fertiger Zubereitung in der Apotheke erhältlich ist. Die Anwendung ergibt sich aus der Gebrauchsanweisung. Durch die entzündungshemmende Wirkung des Lehms, verbunden mit Ausleitung von Krankheitsstoffen, erreicht man oft eine schnelle Besserung der Symptome. Es kann sinnvoll sein, den Lehm zusätzlich innerlich anzuwenden, das verbessert die Entgiftung und Entschlackung.

Fango

Fango ist ein mineralischer Schlamm, der vorwiegend aus Italien oder der Eifel stammt. Er wird als Wärmeträger für heiße Auflagen und Wickel verwendet, um Schmerzen, Muskelverspannungen und chronischen

Gelenkrheumatismus zu bessern. Bei akuten Entzündungen der Gelenke sind diese heißen Anwendungen allerdings oft nicht angezeigt. Für den Hausgebrauch eignen sich fertige Fangokompressen aus der Apotheke am besten, die nach Gebrauchsanweisung angewendet werden.

Moor

Moor wirkt ähnlich gut wie Heilerde, regt aber besonders intensiv die Durchblutung an und kann deshalb bei chronischen Gelenkleiden die Regeneration verbessern. Allerdings vertragen nicht alle Menschen die Mooranwendungen, die deshalb nur nach fachlicher Verordnung durchgeführt werden sollten.

Güsse

Gut bewähren sich zur Hydrotherapie kranker Gelenke auch örtliche *Güsse*. Sie können zum Teil in der häuslichen Badewanne durchgeführt werden. Allerdings eignet sich der übliche Brausekopf nicht dazu, damit erzielt man nie den geschlossenen Wassermantel auf dem behandelten Gebiet. Er muß abgeschraubt und durch eine spezielle Apparatur für Güsse ersetzt werden, die man im Sanitätshaus erhält.

Auch der Wasserdruck wirkt

Beim Guß wirkt neben dem Temperaturreiz des Wassers noch der Druck, mit dem das Wasser auf die Haut trifft. Er wird so eingestellt, daß das Wasser aus der senkrecht nach oben gehaltenen Schlauchöffnung etwa eine Handbreit emporsprudelt.

Anwendung

Zur Anwendung hält man die Schlauchöffnung der Apparatur 5–10 cm vom Körper entfernt schräg nach unten und achtet darauf, daß sich auf der Haut ein geschlossener Wassermantel bildet.

Güsse werden 2–4mal täglich an den kranken Gelenken durchgeführt. Wenn der Therapeut nichts anderes verordnet, erfolgen sie immer kalt.

Wirkungen

Als Wirkung kommt es zur Mehrdurchblutung mit angenehmer Erwärmung, Linderung von Schmerzen und Entzündungen sowie Anregung des Stoffwechsels der Gelenke. Die zu den einzelnen Güssen vorgeschriebene Reihenfolge muß genau eingehalten werden, das ist wichtig für die Wirkung.

Für den Hausgebrauch kommen, abhängig vom Sitz der Gelenkerkrankung, die folgenden Güsse in Frage:

Armguß

- *Armguß* bei Erkrankungen der Hand-, Ellbogen- und Schultergelenke. Der Wasserstrahl wird vom rechten Handrücken außen am Arm empor zur Schulter geführt, wo man 10 Sekunden bleibt und dann innen am Arm zur Hand zurückkehrt; dann wiederholt man den Guß am rechten Arm und danach sinngemäß links.

Knieguß

- *Knieguß* bei Erkrankungen der Fuß- und Kniegelenke. Der Wasserstrahl wird zunächst 3mal vor und zurück über den rechten Fußrücken geleitet, dann führt man ihn außen am Unterschenkel empor zur Kniekehle und wartet hier 10 Sekunden, ehe man innen am Unterschenkel zum Fuß zurückkehrt; anschließend leitet man den Wasserstrahl vom rechten Fuß innen neben dem Schienbein hinauf zur Kniescheibe, wartet hier wieder 10 Sekunden und kehrt außen neben dem Schienbein zum Fuß zurück; der linke Unterschenkel wird sinngemäß behandelt.

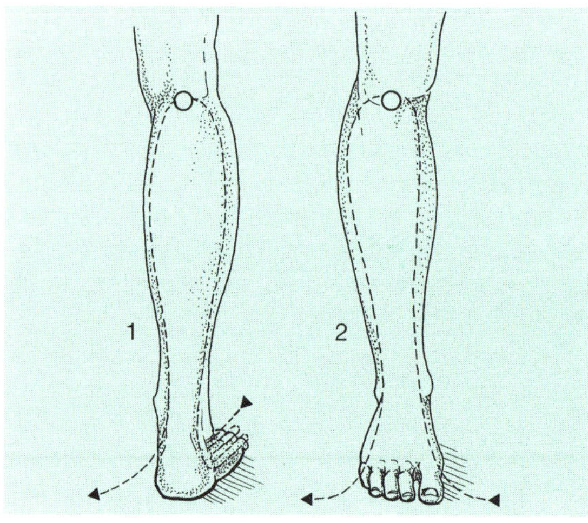

Schenkelguß

- *Schenkelguß* bei Erkrankungen der Beingelenke, wenn auch die Hüften mitbetroffen sind. Er wird sinngemäß wie der Knieguß durchgeführt, aber man leitet den Wasserstrahl über die Knie hinaus empor bis zur Hüfte und Leistenbeuge, wo man jeweils 10 Sekunden wartet.

Größere Güsse können zum Beispiel bei Erkrankungen der Wirbelgelenke am Rücken notwendig sein. Da sie aber erheblich anstrengen, bleiben sie fachlicher Anweisung vorbehalten; ohnehin könnten sie im Badezimmer nur schwer durchgeführt werden .

Ausschließlich in Badeanstalten mit medizinischer Abteilung, Kliniken und Sanatorien wendet man die *Dauerdusche* an. Dabei wird der Patient im Liegen aus mehreren Duschköpfen mit bis zu 43 °C warmem Wasser behandelt, zum Teil bis zu 8 Stunden lang. Dadurch erzeugt man Heilfieber im Körper, das die Ausscheidung von Krankheitsstoffen deutlich verbessert und die Selbstheilungsregulationen stark anregt.

Dauerdusche

Ähnlich wirkt das *Überwärmungs-(Fieber-)bad* im etwa 43 °C warmen Wasser, das aber noch stärker als die Dauerdusche anstrengt. Diese Anwendungen sind nicht für alle Patienten geeignet, da sie zu Nebenwirkungen vor allem am Herz-Gefäß-System führen können. In der Regel werden sie nur bei schweren chronischen Gelenkleiden durchgeführt.

Überwärmungsbad

Je nach Einzelfall kann der Therapeut noch weitere Wasseranwendungen verordnen, z. B. die stärker anstrengenden warmen oder kalten Bäder. Darauf muß hier nicht weiter eingegangen werden.

Wärme- und Kältebehandlung

Für den Hausgebrauch genügen zur Wärme- oder Kältetherapie oft die oben genannten Wasseranwendungen. Alle anderen Formen eignen sich nur bedingt zur Selbsthilfe, teils müssen sie unbedingt fachlich verordnet oder in der Praxis durchgeführt werden. Während man früher bei Gelenkleiden bevorzugt mit Wärme behandelte, führt man heute auch häufiger die Kältetherapie durch, die besser wirksam sein kann.

Lokale Wärmetherapie

Wärme lindert Schmerzen und Muskelverspannungen, regt die lokale Durchblutung und Ausscheidung von Krankheitsstoffen an und fördert den Stoffwechsel der

Lindert Schmerzen und Muskelverspannungen

Nur bedingt bei akuten Gelenkentzündungen

Gelenke, was die Regeneration verbessert. Bei akuten Gelenkentzündungen eignet sich die Wärme aber nur bedingt, unter Umständen kann sie die Entzündung sogar verschlimmern. In solchen Fällen darf sie erst mit fachlicher Zustimmung angewendet werden. Bei chronischen Gelenkleiden dagegen ist die Wärme meist angezeigt.

Bestrahlungen mit der Rotlichtlampe

Wenn warme Wasseranwendungen nicht genügen oder schlecht vertragen werden, erzeugt man die Durchwärmung vor allem durch Bestrahlungen. Dazu eignet sich oft die einfache Rotlichtlampe, die bedingt auch zum Hausgebrauch in Frage kommt. Eine intensivere Tiefenwirkung erzielt man durch Bestrahlungen mit Ultraschall-, Mikro-, Kurz- oder Langwellen; sie müssen aber in der Praxis durchgeführt werden.

Aktive Wärmetherapie

Neben dieser passiven Wärmezufuhr ist auch die aktive Wärmetherapie möglich, bei der die Durchwärmung vom Körper selbst erzeugt wird. Dazu gebraucht man hautreizende Mittel, die später bei der Reiztherapie (s. S. 154) noch vorgestellt werden. Sie wirken durch Reizung der Nervenenden und Reaktionen der Blutgefäße erwärmend. Außerdem erzielt man durch die Reiztherapie noch eine gute allgemeine Umstimmung, die gegen die Ursachen der Krankheit wirkt.

Die heilende Kälte

Lindert ebenfalls Schmerzen

Wirkt entzündungshemmend

Auch Kälte lindert Schmerzen gut und führt durch Anregung des Stoffwechsels und vermehrte Durchblutung zur lokalen Durchwärmung. Hinzu kommt die ausgeprägt entzündungshemmende Wirkung der Kälte, die deshalb hauptsächlich bei akuten Gelenkentzündungen angewendet wird. Zum Teil sprechen aber auch chronische Gelenkleiden auf die Kälte besser als auf Wärme an, das muß im Einzelfall praktisch versucht werden.

Kältekompressen

Außer kalten Wasseranwendungen kann man zur Kältetherapie ein Kältespray aus der Apotheke verwenden. Am besten bewähren sich aber meist *Kältekompressen*, die bedingt auch zur Selbsthilfe genutzt werden dürfen. Sie enthalten in Plastikfolie ein Gel, das im Kühl- oder Gefrierschrank in einigen Stunden Kälte „speichert". Nach der Auflage auf das kranke Gelenk wird die Kälte dann langsam wieder abgegeben.

Die Behandlung kann bei Bedarf mehrmals täglich für etwa 1 Stunde durchgeführt werden. Wichtig ist dabei, daß man zwischen Haut und Kältekompresse unbedingt ein dünnes Tuch als Isolierschicht auflegt, sonst kann es zu örtlichen Erfrierungen kommen.

Dünnes Tuch zur Isolierung

In Japan wurde eine Form der Kältetherapie entwickelt, die auf den ersten Blick „brutal" erscheinen mag, aber zum Teil ausgezeichnet hilft. Dazu benutzt man extrem trockene, bis auf –180 °C abgekühlte Luft, die entweder örtlich oder in der Kältekammer am ganzen Körper angewendet wird. Da die Luft so trocken ist, werden die extremen Minustemperaturen für kurze Zeit gut vertragen. Nach der Anwendung muß ein intensives Bewegungsprogramm absolviert werden, das zur raschen Erwärmung führt.

Japanische Kältetherapie

Die extreme Kältetherapie wird mittlerweile auch bei uns in einigen Kliniken und Sanatorien angewendet. Fragen Sie Ihren Therapeuten, ob eine solche Behandlung bei Ihnen sinnvoll erscheint, er wird Sie dann in eine geeignete Klinik oder Kuranstalt überweisen. In vielen Fällen ist diese intensive Kältetherapie jedoch nicht notwendig, es genügen auch die oben genannten einfacheren Formen der Kälteanwendung.

Fachliche Massage

Massagen können bei Gelenkleiden die anderen Heilverfahren oft wirksam unterstützen. Zunächst erzielt man dadurch vor allem eine Linderung von Schmerzen und Muskelverspannungen. Auf längere Sicht wichtiger ist jedoch, daß Massagen die lokale Durchblutung und den Stoffwechsel der Gelenke anregen, was die Regeneration begünstigt, und die Ausscheidung von Krankheitsstoffen fördert. Diese tiefgreifenden Wirkungen richten sich auch gegen die Ursachen der Gelenkleiden und tragen deshalb direkt mit zur Heilung bei.

Unterstützen die anderen Heilverfahren

Regen Durchblutung und Stoffwechsel an

Nicht bei allen Gelenkkrankheiten angezeigt

Allerdings sind Massagen nicht bei allen Krankheiten der Gelenke angezeigt. Gut eignen sie sich meist bei Arthrosen und chronischen Gelenkentzündungen, während sie bei akuter Arthritis im allgemeinen nicht durchgeführt werden dürfen. Vorsicht ist auch bei Erkrankungen der Gelenke im Bereich der Halswirbelsäule geboten, hier kann unsachgemäße Massage viel Schaden anrichten.

Die Massage wird nach Bedarf örtlich oder als Ganzkörperbehandlung durchgeführt. Welche Techniken man dabei anwendet, muß je nach Einzelfall entschieden werden.

Neben der klassischen Streich-, Klatsch-, Klopf-, Reibe- und Vibrationsmassage eignen sich bei Gelenkleiden auch noch die gut schmerzlindernden Massagen der Nervenpunkte und Nervenbahnen, am Rükken außerdem die Bindegewebsmassage.

Manuelle Lymphdrainage

Zu empfehlen ist ferner die *manuelle Lymphdrainage*. Dabei arbeitet man nicht an der Muskulatur, sondern beeinflußt die feinen Lymphgefäße. Dadurch erreicht man vor allem den verstärkten Abtransport von Krankheitsstoffen über das Lymphsystem. Diese Therapie ist wissenschaftlich jedoch noch nicht anerkannt, obwohl sie sich in der Praxis immer wieder gut bewährt.

Die Massage muß zumindest einleitend vom ausgebildeten Therapeuten durchgeführt werden. Er kann zu einigen einfachen Techniken anleiten, die der Patient nach Besserung selbst anwenden darf, um zum Beispiel vorübergehende Muskelverspannungen zu lösen. Bei stärkeren akuten Beschwerden soll auf die selbständige Massage grundsätzlich verzichtet werden, falsche Anwendung kann das Krankheitsbild verschlimmern.

Verschlimmerung ist normale Reaktion

Wenn es zu Beginn der Massagebehandlung vorübergehend zur Verschlimmerung der Symptome kommt, ist das meist eine normale Reaktion, wie sie auch bei anderen Naturheilverfahren (wie Homöopathie) anfangs zum Teil beobachtet wird. Bei länger anhaltenden Beschwerden muß der Therapeut beurteilen, ob die Massage unter Umständen unverträglich ist und nicht mehr durchgeführt werden darf.

Behandlung durch elektrischen Strom

Seit man die Elektrizität kennt, wird sie auch zu medizinischen Zwecken verwendet. Die traditionelle Behandlung durch Faradisieren und Galvanisieren wendet man heute seltener an. Neue, besser wirksame Formen der Elektrotherapie, vor allem Schallwellen, Magnetfelder, Laser und die transkutane Elektro-Nerven-Stimulation (kurz TENS) haben diese alten Verfahren überholt.

Faradisieren und Galvanisieren

Seit langem bei schmerzhaften Gelenkleiden gebräuchlich

Diese beiden Anwendungsformen sind seit langem bei schmerzhaften Gelenkleiden gebräuchlich. Man verwendet dazu schwache Ströme, die durch Bürsten-, Pinsel- oder Rollenelektroden auf den Körper übertragen werden. Obwohl es sich um eine einfache Form der Elektrotherapie handelt, hat sie auch heute noch ihre Berechtigung und genügt oft, um eine ausreichende Wirkung zu erzielen.

Galvanisieren

Galvanisieren wird mit Gleichstrom durchgeführt. Er wirkt beruhigend und schmerzlindernd auf die Empfindungsnerven. Zum Teil kann er auch Lähmungen bessern, die vor allem bei Schäden an der Wirbelsäule entstehen.

Faradisieren

Faradisieren wurde erst später eingeführt, denn dazu benötigt man Wechselstrom, der noch nicht so lange wie Gleichstrom erzeugt werden kann. Damit regt man vor allem die örtliche Durchblutung an, lindert Schmerzen, Entzündungen und teilweise auch Lähmungen.

Beide Formen der Elektrotherapie erfordern spezielle Apparate. Deshalb können sie nur in der Praxis des Therapeuten angewendet werden.

Hochfrequenztherapie

Strom hoher Frequenz

Bei dieser Form der Elektrotherapie verwendet man Strom hoher Frequenz, aber geringer Stärke, der völlig ungefährlich ist. Im Sanitätsfachgeschäft gibt es geeignete Geräte, die auch zur Selbsthilfe genutzt werden können. Die Elektroden, die den Strom übertragen, werden auf die Haut gelegt oder in so geringem Abstand davon gehalten, daß unbedenkliche Funken sprühen; wenn größere Körpergebiete behandelt werden sollen, bestreicht man sie mit den Elektroden.

Wirkt besonders gut schmerzlindernd

Die Hochfrequenztherapie wirkt meist besonders gut schmerzlindernd und regt die örtliche Durchblutung an. Insbesondere bei schmerzhaften Verspannungen der Schulter-Nacken-Muskulatur erzielt man dadurch gute Resultate, aber auch Schmerzen an anderen Gelenken werden gut gelindert.

Die Anwendung kann regelmäßig mehrmals täglich nach Bedarf erfolgen, das erspart zum Teil die Einnahme von Schmerzmitteln. Allerdings sollte die längere Behandlung mit dem Therapeuten abgestimmt werden, denn er kann den Krankheitsverlauf nur dann zuverlässig beurteilen und die anderen Heilmittel entsprechend verordnen, wenn er von der Hochfrequenztherapie weiß.

TENS-Schmerztherapie

Gate-Control-Theorie

Diese moderne Form der schmerzlindernden Elektrotherapie beruht auf der Gate-Control-Theorie der Schmerzforschung. Danach erfolgt die Weiterleitung von Schmerzreizen aus dem Körper zum Gehirn durch eine Art „Tor" im Rückenmark. Wenn es die Schmerzreize nicht durchläßt, wird der Schmerz im Gehirn nicht oder nur abgeschwächt wahrgenommen.

Transkutane Elektro-Nerven-Stimulation

Diese Blockade der Nervenreizleitung erfolgt bei *transkutaner Elektro-Nerven-Stimulation*, kurz TENS genannt, durch elektrische Reize von außen, die durch die Haut (= transkutan) zu den Nerven gelangen.

Zur TENS-Therapie benötigt man ein spezielles, mit Batterie betriebenes Gerät, das mit 2–8 Elektroden ausgestattet ist. In dem Apparat werden die elektrischen Impulse erzeugt, deren Frequenz und Stärke individuell so eingestellt werden können, daß man optimale Schmerzlinderung erzielt. Diese schwachen, ungefährlichen Reizströme übertragen die Elektroden durch die Haut auf die schmerzleitenden Nerven.

Die genaue Anwendung der verschiedenen Geräte er-

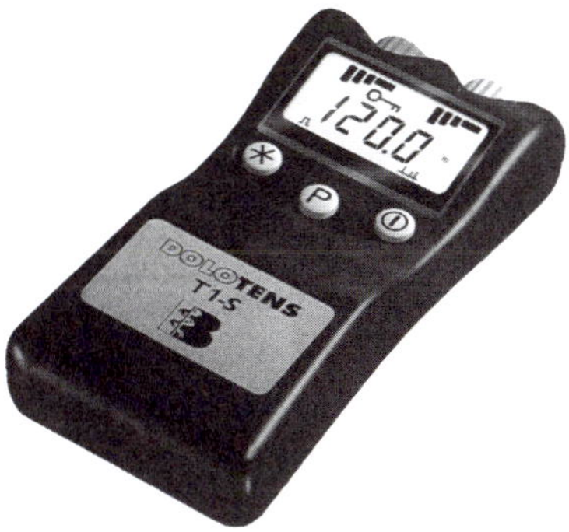

gibt sich aus der Gebrauchsanweisung. Sie können auch zur Selbsthilfe nach Bedarf eingesetzt werden. Allerdings muß das mit dem Therapeuten besprochen werden, damit die Unterdrückung der Schmerzen nicht mit Heilung verwechselt wird und andere Heilverfahren vorzeitig unterbrochen werden.

Schnelle deutliche Schmerzlinderung

Bereits bei der 1. Anwendung kann es nach dem Einschalten des Reizstroms zur deutlichen Schmerzlinderung kommen. Zum Teil dauert es aber etwas länger, ehe die Schmerzen gelindert werden oder ganz verschwinden. Kehren sie zurück, kann die Anwendung wiederholt werden, auch über längere Zeit.

Ursachen der Gelenkleiden werden kaum beeinflußt

Die TENS-Therapie wirkt zwar deutlich gegen Schmerzen und schmerzhafte Muskelverspannungen, die Ursachen der Gelenkleiden werden dadurch jedoch kaum beeinflußt. Deshalb kombiniert man sie mit anderen Naturheilverfahren. Der Vorteil besteht darin, daß chemische Schmerzmittel oft überflüssig werden oder zumindest niedriger dosiert werden können.

Heilende Schallwellen

Intraschall

Erwin Schliephake

Auf die Behandlung mit dem für das menschliche Ohr nicht mehr wahrnehmbaren Ultraschall wurde bei der Wärmetherapie bereits hingewiesen. Aber auch der hörbare *Intraschall* mit einer Frequenz von 20–20.000 Hz kann therapeutisch genutzt werden. Diese Behandlung regte der in Gießen geborene Medizinprofessor Erwin Schliephake, der auch die Kurzwellentherapie begründete, vor über 60 Jahren an. Zunächst wurde Intraschall selten eingesetzt, inzwischen findet diese Behandlung immer mehr Beachtung. Sie wurde mittlerweile auch wissenschaftlich genauer untersucht und als wirksam bestätigt.

Ursache der Wirkung

Die Wirkungen der Intraschalltherapie beruhen auf der Tatsache, daß die Schallwellen die Moleküle der Körpergewebe in Schwingung versetzen. Das gelingt aber nur, wenn die Schallfrequenz der Eigenfrequenz der Moleküle entspricht. Deshalb arbeiten die Intraschalltherapie-Geräte mit verschiedenen Schallfrequenzen, von denen einige auch den Eigenfrequenzen der Moleküle entsprechen. Diese nehmen beim Mitschwingen einen kleinen Teil der Energie der Schallwellen auf und geben ihre eigenen Schwingungen an andere Moleküle weiter.

Wirkungen

Dieser vereinfacht dargestellte natürliche Vorgang führt dazu, daß im Behandlungsgebiet Zonen entstehen, die sich zusammenziehen, während andere sich dehnen. Im Prinzip ähnelt das der Wirkung einer Massage. Dadurch werden Schmerzen gelindert, Muskelverspannungen gelöst, Durchblutung und Stoffwechsel zur Regeneration angeregt und die Selbstheilungsregulationen aktiviert. Die Wirkung tritt meist schon bei der 1. Behandlung ein und verbessert sich durch weitere Anwendungen, die nach Bedarf regelmäßig auch längere Zeit vorgenommen werden können. Selbsthilfe ist möglich, aber auch hier gilt, daß der Therapeut davon unterrichtet wird.

Im Sanitätshaus gibt es verschiedene Geräte zur Intraschalltherapie, die prinzipiell ähnlich arbeiten: Schallwellen werden mit einer Art Teller großflächig oder mit einem Kegel punktuell übertragen. Das ermöglicht die Anwendung an größeren Körpergebieten ebenso wie die gezielte Behandlung einzelner Schmerzpunkte.

Außerdem gibt es Intraschallgeräte, die zusätzlich mit einer Magnetsonde ausgestattet sind. Sie kombinieren Schallwellen mit Magnetfeldern und wirken oft besonders gut. Schließlich können Schallkegel oder Magnetsonde auch nach den Regeln der chinesischen

Medizin zur Akupunktur (s. S. 145) gebraucht werden.

Ursache der Wirkung

Magnetfeld- und Lasertherapie

Die Behandlung mit eisernen Dauermagneten war bereits in der antiken Medizin gebräuchlich. Heute verwendet man solche Eisenmagneten oder Magnetfolien seltener, denn durch elektrisch erzeugte, pulsierende magnetische Wechselfelder erzielt man meist bessere Wirkungen.

Selbsthilfe bei chronischen Gelenkleiden

Zur häuslichen Selbsthilfe gibt es im Sanitätsfachgeschäft handliche kleine Geräte, in Kliniken und Praxen verwendet man große Magnetfeldstrahler. Vor allem bei chronischen Gelenkleiden sind meist die kleineren Apparate zur Selbsthilfe vorzuziehen. Der Patient wird dadurch unabhängig von den Sprechzeiten in Praxis oder Klinik und kann häufiger selbst behandeln. Allerdings muß diese Selbsthilfe mit dem Therapeuten abgestimmt werden.

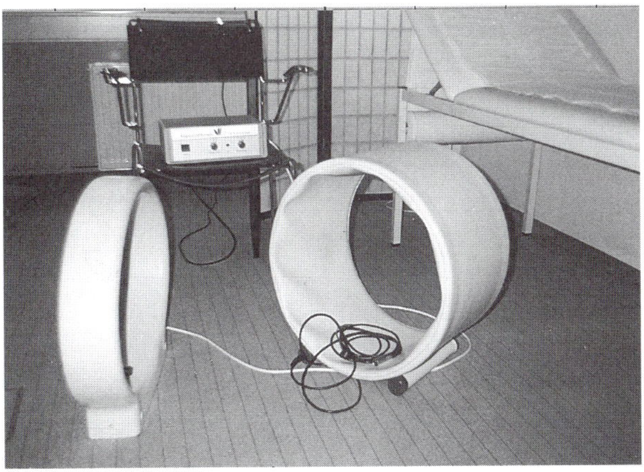

Wirkungen der Magnetfelder

Die Magnetfelder* wirken auf vielfältige Weise. Nach den bisherigen wissenschaftlichen Erkenntnissen regen sie vor allem Stoffwechsel und Lymphstrom an, verbessern die Aufnahme von regenerierendem Sauerstoff in die Zellen, aktivieren den Zellstoffwechsel

* Ausführliche Informationen dazu enthält das Buch *Magnetfeldtherapie* von Karl-Heinz Hanusch, Jopp-Verlag, ISBN 3-926955-32-.5.

und die Selbstheilungsregulationen und harmonisieren die Nervenfunktionen. Bei Gelenkleiden erzielt man auf diese Weise gute Linderung von Schmerzen, Muskelverspannungen und Entzündungen, die Regeneration der kranken Gelenke wird gefördert.

Durch Kombination mit anderen Naturheilverfahren (wie Homöopathie) verbessern sich die Wirkungen.

Gut geeignet bei chronischer Polyarthritis und Arthrosen

Am besten sprechen chronische Polyarthritis und Arthrosen auf die Behandlung an, akute Arthritis darf nur nach fachlicher Verordnung mit Magnetfeldern behandelt werden.

Laser

Ähnlich gut wie die Magnettherapie hilft die Bestrahlung mit Laserlicht. Als Laser (Abk.für Light Amplification by Stimulated Emisson of Radiation) bezeichnet man eine seit den 60er Jahren bekannte Technik, bei der durch Lichtverstärkung ein scharf gebündelter Lichtstrahl hoher Energiedichte entsteht, der punktgenau ausgerichtet werden kann. Dieser technische Vorgang muß hier nicht genauer beschrieben werden. In der Technik verwendet man zum Teil Laser, deren Energiedichte so hoch liegt, daß sie sogar Stahl und andere Metalle zerschneiden. Auch in der Chirurgie benötigt man stärkere Laser, die das Gewebe wie ein Skalpell durchtrennen.

Für viele andere medizinische Anwendungsgebiete sind aber die schwächeren Low-Power-(Soft-)Laser* angezeigt. Sie zerstören kein Gewebe, sondern beeinflussen die Zellfunktionen günstig.

Auch die Wirkungen des Softlasers sind inzwischen schon wissenschaftlich gut untersucht. Man kann sie auf einen einfachen Nenner bringen:

!

> Alle wichtigen körpereigenen Selbstheilungsregulationen werden durch die Lasertherapie aktiviert und tragen zur anhaltenden Besserung oder Heilung von Gelenkentzündungen und Arthrosen bei.

Zur weiteren Information empfehlen wir das Buch *Softlasertherapie – Schmerzen sanft und schnell lindern* von Karl-Heinz Hanusch, Jopp-Verlag, Wiesbaden, ISBN 3-926955-80-5.

Unter anderem führt die Laserbestrahlung zur Vermehrung kollagener Fasern, die das Knorpel- und Knochengewebe stabilisieren, beschleunigt den Abtransport von Krankheitsstoffen mit der Lymphe, fördert die Neubildung von Blutgefäßen mit besserer Durchblutung der kranken Gelenke und den Aufbau von Eiweiß, das mit für die Gelenk- und Knochenstruktur notwendig ist.

Vermehrung kollagener Fasern

Darüber hinaus werden noch weitere Wirkungen erzielt, die bei Gelenkleiden aber nicht so wichtig sind. Konkret bedeutet das, daß Softlaserbestrahlungen Schmerzen, Muskelverspannungen und Entzündungen lindern und die Regeneration der Gelenke verbessern.

Die Softlasertherapie eignet sich aber nicht zur Selbsthilfe. Die dazu notwendigen Apparate sind zu teuer, als daß sich eine Anschaffung zur selbständigen Behandlung lohnt. Überdies benötigt man eine spezielle Anleitung zum Gebrauch der Lasergeräte, damit keine Fehler mit Nebenwirkungen unterlaufen. Es gibt mittlerweile aber genügend Therapeuten, die diese Behandlung durchführen.

Eignet sich nicht zur Selbsthilfe

Die chinesische Punktbehandlung

Diese Therapie erlangte inzwischen nicht nur in der westlichen Naturheilkunde eine wichtige Stellung, sondern ist auch in der Schulmedizin „hoffähig“ geworden. Es steht außer Frage, daß die Behandlung über die Hauptpunkte tatsächlich helfen kann, allerdings läßt sich das aus streng naturwissenschaftlicher Sicht noch nicht genau erklären.

Behandlung kann tatsächlich helfen

Auch bei Gelenkleiden ist dieses seit Jahrtausenden bewährte Heilverfahren angezeigt. Die verschiedenen Formen der Akupunktur bleiben fachlicher Durchführung vorbehalten. In einfachen Fällen ist ergänzende Selbsthilfe durch Akupressur erlaubt, um Schmerzen und Muskelverspannungen zu lindern.

Grundlagen und Wirkungsweise

Asiatische Energielehre

Meridiane

Die chinesische Punkttherapie beruht auf der traditionellen asiatischen Energielehre. Danach strömt die Lebensenergie in bestimmten Energiebahnen (Meridiane) durch den gesamten Körper. Über diesen Meridianen befinden sich Punkte auf der Haut, an denen Energie an die Körperoberfläche kommt und Umweltenergie in den Körper eindringt. Diese Punkte, von denen wir heute rund 800 kennen, sind von entscheidender Bedeutung für Diagnose und Therapie.

Krankheiten entstehen, wenn der Energiefluß gestört ist

Krankheiten entstehen aus der Sicht der traditionellen chinesischen Medizin, wenn der Energiefluß in den Meridianen gestört wird. Dazu kann es zum Beispiel durch Erbanlagen kommen, die ungünstigen Einfluß auf die Erbenergie nehmen, oder durch falsche Ernährungs- und Lebensweise oder störende seelisch-geistige Einflüsse. Außerdem wird die Energiezirkulation oft durch Umweltenergien gestört, die durch die Punkte in den Körper gelangen, z. B. Wärme, Kälte oder Zugluft. Erkrankungen stellen also letztlich immer ein Energieproblem dar.

Pulsdiagnostik

Die genaue Diagnose der grundlegenden Energiestörung, die eine Krankheit verursacht, ist zu komplex, als daß sie hier genauer dargestellt werden könnte. Aufschluß darüber gibt dem Therapeuten vor allem die *Pulsdiagnostik*, denn aus den verschiedenen „Qualitäten" des Pulses kann er wichtige Rückschlüsse auf die Energiesituation ziehen. Außerdem läßt sich der Energiezustand über die Punkte der Haut beurteilen. Für den medizinischen Laien wäre diese Diagnostik zu schwierig, er muß sich zunächst fachlich untersuchen lassen.

Der gestörte Energiefluß muß normalisiert werden

Die Behandlung von Krankheiten erfordert, daß der gestörte Energiefluß im Meridiansystem wieder normalisiert wird. Das erfolgt ebenfalls über die Punkte an der Hautoberfläche. Über sie kann der Energiestrom in den Meridianen harmonisiert, angeregt oder abgeschwächt werden. Ferner ist es möglich, über die Punkte Krankheitsenergie auszuleiten, die von aussen eindrang.

Sobald sich die Energiesituation normalisiert, kann die Erkrankung heilen. Manchmal genügt die Punktbehandlung allein schon, um eine Krankheit zu überwinden. Oft schafft sie aber erst die Voraussetzungen dafür, daß andere Naturheilverfahren optimal wirken können.

Formen der Akupunktur

Nadeln zur Therapie

Die klassische Akupunktur wird mit Edelstahl-, Gold- oder Silbernadeln durchgeführt. Der Therapeut sticht bei jeder Behandlung bis zu 6 (selten mehr) dieser Nadeln senkrecht, schräg oder fast horizontal in die Punkte, bei denen die vorherige Diagnose eine Energiestörung ergab.

Dauer

Die Anwendung dauert durchschnittlich 15–60 Minuten; häufig werden die Nadeln während dieser Zeit mehrmals in den Punkten gedreht oder auf und ab bewegt, um den Energiestrom zu beeinflussen. In der Regel behandelt man 1–2mal wöchentlich, bei akuten Gelenkerkrankungen zunächst auch häufiger.

Moxa-Behandlung

Als Alternative zur Nadeltherapie wird seit Jahrtausenden die *Moxa-Behandlung* durchgeführt. Dazu verwendet man anstelle von Nadeln kleine Kegel aus Kräutern, Gewürzen und Salz oder damit gefüllte Papierrollen. Sie werden auf den Punkten abgebrannt, aber natürlich rechtzeitig entfernt, ehe es zur Verbrennung der Haut kommt. Der Wärmereiz auf die Punkte wirkt zum Teil besser als die Behandlung mit Nadeln, auch Schmerzen und Muskelverspannungen sprechen darauf oft schneller an. Gelegentlich verbrennt man zur Moxatherapie auch Kräuterpulver in einem Sieb und bestreicht mit dem Rauch den Verlauf eines Meridians.

Elektro- und Laserakupunktur

Erst in neuerer Zeit eingeführt wurden *Elektro-* und *Laserakupunktur*. Zur Elektroakupunktur verwendet man eine schwache, ungefährliche elektrische Spannung zwischen 1,5 und 9 Volt. Durch Elektroden, die auf die Punkte gesetzt werden, gelangt der Strom ins Meridiansystem und normalisiert den Energiefluß. Die Wirkung kann hinterher mit dem Gerät gleich überprüft werden, denn durch Elektroakupunktur verändert sich der meßbare elektrische Hautwiderstand über den Punkten.

Nur bedingte Selbsthilfe

Bedingt kann Elektroakupunktur mit einem einfachen Gerät auch zur Selbsthilfe verwendet werden, nachdem der Therapeut individuell dazu anleitete. Im allgemeinen werden die Punkte täglich 2–4mal für 30 Sekunden bis 4 Minuten behandelt.

Dauer

Zur Laserakupunktur verwendet man den weiter vorne schon beschriebenen Softlaserstrahl. Er wird auf die Akupunkturpunkte konzentriert und wirkt ähnlich wie die Nadeln auf den Energiefluß in den Meridianen. Zur Selbsthilfe kommt Laserakupunktur nicht in Frage.

Angenehmer für Patienten

Elektro- und Laserakupunktur sind für die Patienten angenehmer, weil keine Nadelstiche mit Schmerzen und Infektionsrisiko erforderlich sind. Deshalb werden diese neuen Techniken heute oft bevorzugt. Aber auch die traditionellen Anwendungen haben nach wie vor ihre Berechtigung. Welche Technik im Einzelfall am besten geeignet erscheint, beurteilt der Therapeut.

Aurikulartherapie

Eine Sonderform der Akupunktur, die *Aurikulartherapie*, geht davon aus, daß sich an jeder Ohrmuschel rund 120 Punkte befinden, über die entfernte Körperregionen und innere Organe beeinflußt werden können. Dazu wendet der Therapeut Nadeln, Elektro- und Laserakupunktur an. Allerdings kann die Akupunktur am Ohr die Behandlung der Körperpunkte nicht immer ersetzen, sondern nur ergänzen. In der Praxis wird deshalb die Aurikulartherapie oft mit der üblichen Akupunktur abwechselnd durchgeführt.

Akupressur zur Selbsthilfe

Druck mit den Fingern

Zur Akupressur benötigt man keinerlei Hilfsmittel, sie wird allein durch Druck mit den Fingern ausgeübt. Die Technik kann der Patient leicht erlernen, sie eignet sich auch gut zur Selbsthilfe bei leichteren Schmerzen und Muskelverspannungen. Oft empfiehlt es sich, die Akupressur zur selbständigen Behandlung zwischen den Akupunktursitzungen beim Therapeuten durchzuführen; diese Kombination kann die Behandlungsdauer abkürzen.

Korrekte Durchführung

Es gibt genügend einschlägige Literatur, in der die Technik der Akupressur genau beschrieben wird. Zur Selbsthilfe benötigen Sie unbedingt eine solche ausführliche Anleitung. Noch besser wäre es jedoch, die korrekte Durchführung beim Therapeuten zu erlernen. Er wird auch genau die Punkte diagnostizieren, die behandelt werden sollen. Grundsätzlich geht man bei der selbständigen Akupressur wie folgt vor:

Korrekte Durchführung

- Zunächst sucht man in der Nähe der schmerzenden Körperteile durch Betasten die druckempfindlichen Punkte, die eine Energiestörung anzeigen; sie werden nacheinander behandelt.
- Meist verwendet man zur Akupressur die Kuppe des Daumens, Zeige- oder Mittelfingers, seltener beide Daumenkuppen oder gleichzeitig Daumen-, Zeige- und Mittelfingerkuppen.
- Mit den Fingerkuppen übt man bei der Selbsthilfe leichten bis mittelkräftigen, keinen zu starken Druck aus; die Fingerkuppen führen dabei kreisende Bewegungen auf den Punkten aus.

Angewendet wird Akupressur in der Regel, 2–4mal täglich. Bei akuten stärkeren Beschwerden kann bis zur Besserung auch alle 1–2 Stunden behandelt werden.

2–4mal täglich

Manche Punkte erreicht man bei der Selbstbehandlung schlecht, vor allem die am Rücken; dann sollte ein Helfer die Akupressur durchführen.

Notfalls kann man auch eine harte Kugel (Tennisball) verwenden, auf die man sich so legt, daß sie sich genau unter dem Punkt befindet, aber das ist umständlich und unzuverlässig.

Heilanzeigen der Akupressur

Da Akupressur auf einem universellen Wirkungsprinzip beruht, kann sie praktisch bei allen Krankheiten zur ergänzenden Therapie eingesetzt werden. Ei-

Ergänzende Therapie bei allen Krankheiten

nige Beispiele sollen unten veranschaulichen, wie man Akupressur bei Gelenkleiden über Standardpunkten durchführt. Die im Einzelfall davon abweichenden individuellen Punktkombinationen kann nur der Therapeut durch gezielte Diagnostik ermitteln.

Grundsätzliches

Grundsätzlich gilt zur Akupressur bei Gelenkleiden, daß man zunächst immer in der Umgebung des schmerzenden Gelenks nach druckempfindlichen Punkten tastet. Diese werden dann durch leichte bis mittelkräftige Akupressur behandelt. Dabei gilt, daß der Druck desto kräftiger ausgeübt werden soll, je stärker die Schmerzen sind.

Oft genügt diese Standardtherapie, um eine ausreichende Wirkung zu erzielen. Dann muß nicht nach weiteren Punkten gesucht werden.
Wenn die obige Grundbehandlung aber nicht ausreichend hilft, werden zusätzlich Spezialpunkte beeinflußt. In Frage kommen zum Beispiel:

Fußgelenkschmerzen

Fußgelenkschmerzen:
Suchen Sie am Bein unterhalb der Kniescheibe den druckempfindlichen Punkt am Schienbein, der mittelstark behandelt wird.
Danach suchen Sie etwa eine Handbreit über dem inneren Knöchel am Unterschenkel einen weiteren Punkt, zum Abschluß behandeln Sie kräftig um die Ferse herum und pressen schließlich den Daumen fest in die Mitte der Fußsohle.

Beingelenkschmerzen

Beingelenkschmerzen:
Suchen Sie innen am Knie und im unteren Teil der Wade nach den beiden druckempfindlichen Punkten, die mittelstark behandelt werden.
Bei Bedarf können Sie zusätzlich nacheinander die Punkte auf der Mitte dels Schienbeins, am äußeren Fußknöchel, rund um den inneren Knöchel und auf der kleinen Zehe beeinflussen.

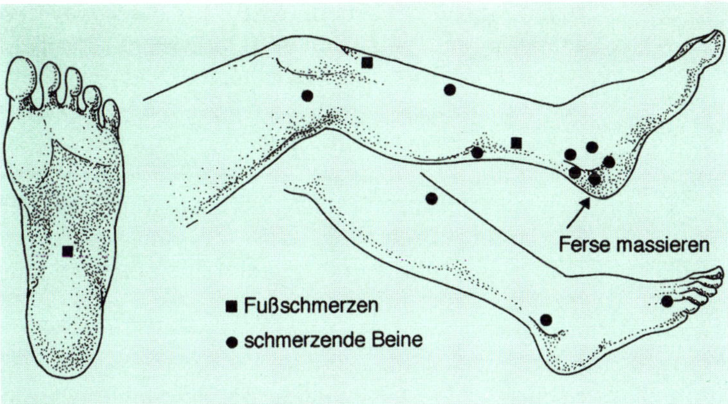

Akupressur bei Bein- und Fußgelenkschmerzen

Kniegelenkschmerzen

Kniegelenkschmerzen:
Zur Spezialbehandlung bei Arthritis und Arthrose des Kniegelenks suchen Sie zunächst die beiden empfindlichen Punkte seitlich vorne und hinten am Knie, die mittelstark behandelt werden.
Danach suchen Sie hinten am äußeren Fußknöchel und darunter auf dem Fersenknochen die beiden an-

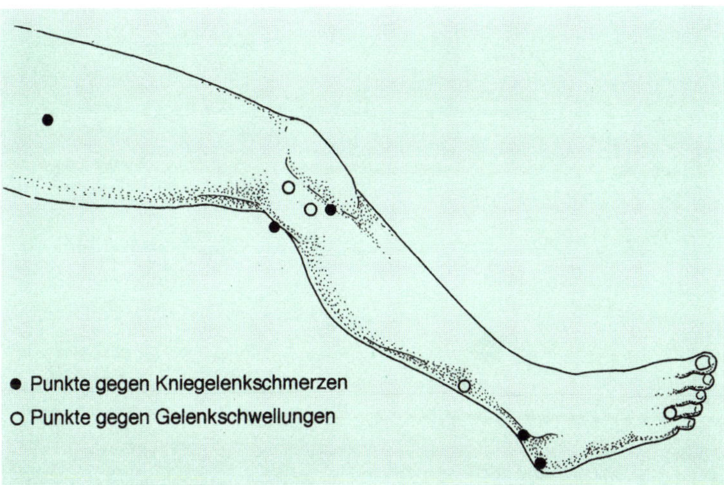

Akupressur bei Kniegelenkschmerzen

deren Punkte, außerdem bei Bedarf einen weiteren Punkt am oberen Drittel des Oberschenkels außen, die ebenfalls mittelstark behandelt werden.
Bestehen stärkere Schwellungen des Kniegelenks, suchen Sie die beiden Spezialpunkte seitlich außen am Kniegelenk und darunter auf dem Wadenbeinköpfchen; zusätzlich kann noch am unteren Ende der Wade und auf der Wurzel der 4. Zehe behandelt werden. Die Akupressur erfolgt auf allen Punkten mittelstark mit der Daumenkuppe.

Schulter-Arm-Schmerzen

Schulter-Arm-Schmerzen:
Suchen Sie zunächst hinten an den Schultern die am stärksten schmerzenden Punkte, die in mittlerer Stärke behandelt werden.
Danach wird in gleicher Weise in Gürtelhöhe der druckempfindliche Punkt auf der Wirbelsäule beeinflußt. Bei Bedarf kann zusätzlich mit dem Daumen fest in die Ellbogenbeuge und auf die Mitte des inneren Unterarms gedrückt werden.
Wenn eine Arthrose besteht, legen Sie die Kuppen von Daumen, Zeige- und Mittelfinger auf die Mitte des Unterarms und behandeln mittelstark.

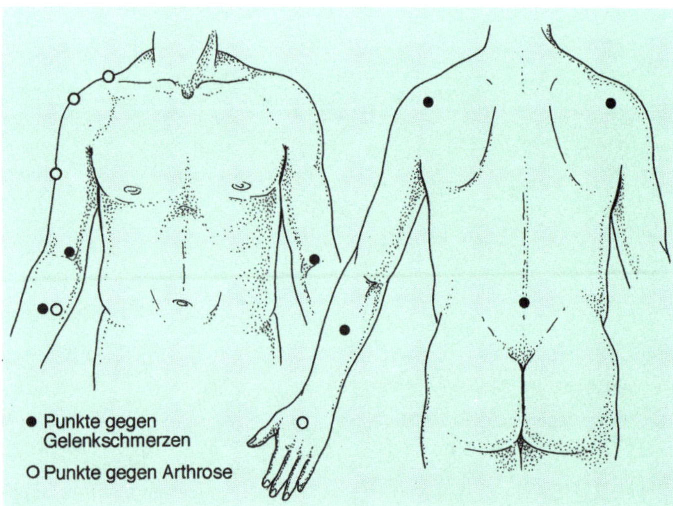

Akupressur bei Schulter-Arm-Schmerzen und Arthrose

Danach beeinflussen Sie mit der Daumenkuppe die Punkte in der Mitte und am Ende der Schulter und den Punkt in der Mitte des Oberarms.
Zum Abschluß pressen Sie leicht den Punkt in der Mitte des Handrückens über dem Mittelhandknochen.
Bei Arthritis oder Arthrose des Ellbogengelenks suchen Sie zusätzlich zur obigen Behandlung in der Umgebung des Gelenks die druckempfindlichen Punkte, die nacheinander mittelstark beeinflußt werden.

Nackenschmerzen und -versteifung:

Nackenschmerzen und -versteifung

Tasten Sie zunächst nach dem empfindlichsten Punkt am Nacken, der mehrmals mit leichtem Druck behandelt wird, bis der Schmerz nachläßt.
Weitere Punkte, die mittelstark beeinflußt werden, befinden sich am Übergang vom Nacken zur Schulter und vorne auf der Schulter am Ende der Schlüsselbeine, in der Mitte der Ellbogenbeuge und 5 cm weiter unten seitlich am Unterarm.
Bei Nackenschmerzen ohne Versteifung behandeln Sie zuerst hinten auf der Schulter vom Nackenansatz bis zur Schultermitte mit Zeige- und Mittelfinger die druckempfindlichen Punkte mittelstark.

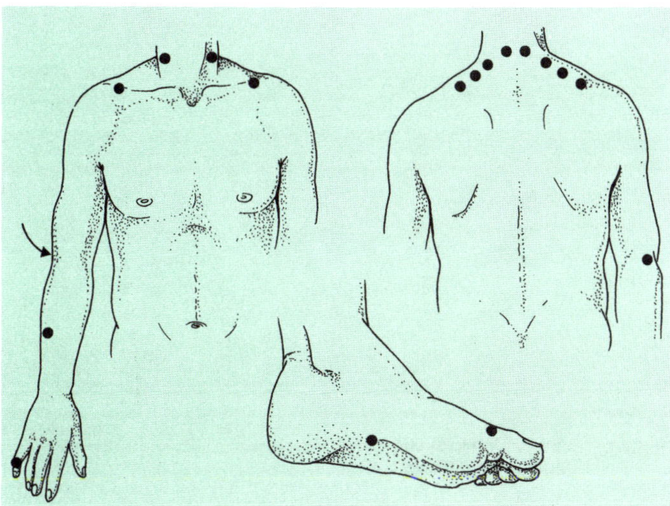

Akupressur bei Nackenschmerzen und -versteifung

Dann suchen Sie rechts und links unten am Nacken neben der Halswirbelsäule die beiden empfindlichen Punkte, die ebenfalls mittelstark behandelt werden. Weitere Punkte befinden sich am Grundgelenk der großen Zehe und in der Mitte der Fußsohle, wo auch mittelstark behandelt wird.
Bei Bedarf können Sie schließlich mit dem Daumen der einen Hand die druckempfindliche Stelle am kleinen Finger der anderen Hand etwa 2 mm vom Nagelrand entfernt und den Punkt über dem Ellbogen am Oberarm mittelstark beeinflussen.

Kreuzschmerzen

Kreuzschmerzen:
Suchen Sie zunächst rechts und links seitlich der Lendenwirbelsäule die druckempfindlichen Punkte, die mittelstark behandelt werden, und danach rechts und links am Oberschenkelansatz die beiden anderen Punkte, die in gleicher Weise beeinflußt werden.
Genügt das nicht, behandeln Sie zusätzlich die beiden Punkte zwischen den Schulterblättern und die beiden außen auf der Schulter. Ergänzend kann der innere Ohrwulst mehrmals von oben nach unten leicht behandelt werden .

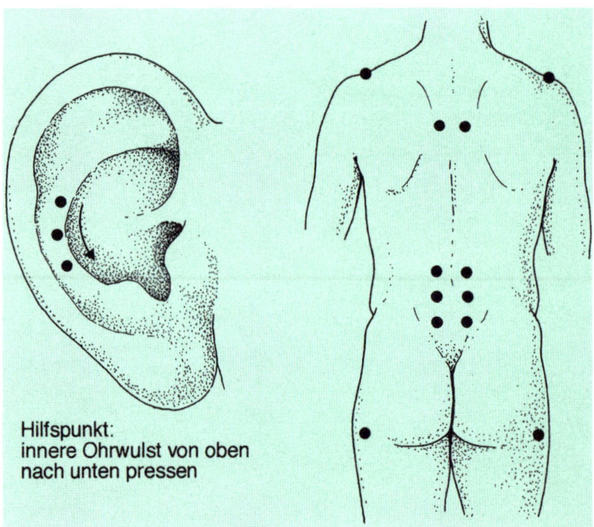

Akupressur bei Kreuzschmerzen

Rückenschmerzen:

Rückenschmerzen

Die Akupressur erfolgt hier am besten durch einen Helfer. Zuerst behandelt man mit mittelstarkem Druck die Punkte rechts und links um die Schulterblätter herum und danach etwas weiter unten die Punkte seitlich der Brustwirbelsäule über den Lungen.
Zusätzlich können die empfindlichen Punkte neben Lendenwirbelsäule und Kreuzbein ebenfalls mittelstark beeinflußt werden.
Genügt das noch nicht, behandeln Sie mit mittelstarkem Druck noch die beiden Punkte hinten an den Oberschenkeln, die sich etwa 1 Handlänge unter dem Gesäß befinden, sowie die beiden anderen etwa 1 Handbreite oberhalb der Kniekehle.

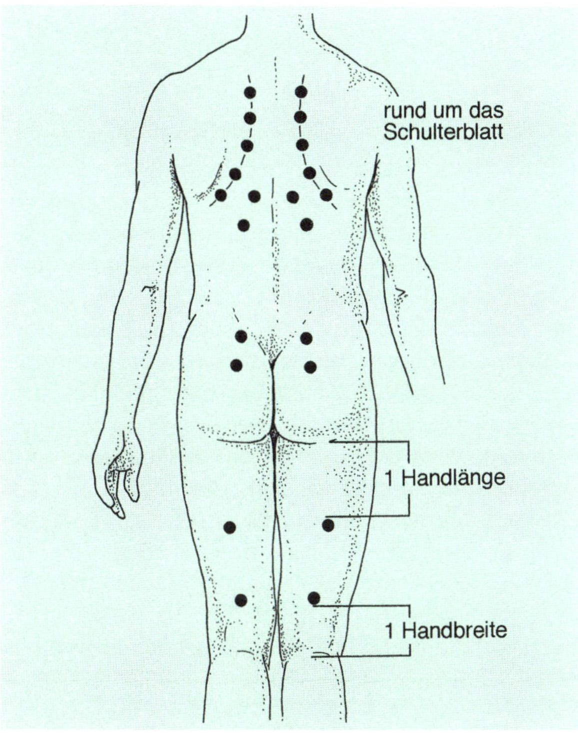

Akupressur bei Rückenschmerzen

Diese Beispiele mögen genügen, um einen Versuch mit Akupressur durchzuführen. Bei Bedarf können weitere Punkte behandelt werden, die Sie einem Buch entnehmen oder vom Therapeuten durch genaue Diagnose ermitteln lassen können.

Weitere bewährte Naturheilverfahren

Je nach Einzelfall können bei Gelenkleiden noch eine Reihe weiterer natürlicher Heilmethoden eingesetzt werden; zum Abschluß sollen die wichtigsten noch kurz vorgestellt werden. Ihre Anwendung bleibt stets dem Therapeuten vorbehalten.

Reiztherapie – Baunscheidtismus

Reiztherapie über die Haut

Die *Reiztherapie über die Haut* hilft bei Gelenkleiden auf mehrfache Weise gut. Als Hauptwirkung erzielt man dabei eine Freisetzung körpereigener Reizstoffe in der Haut, die zur deutlichen Umstimmung mit Aktivierung der körpereigenen Abwehr- und Selbstheilungsregulationen führen; labordiagnostisch läßt sich diese Umstimmung vor allem am Anstieg der weißen Blutkörperchen nachweisen, die als Abwehrzellen unter anderem Gelenkentzündungen bekämpfen.

Vermehrte Durchblutung mit Erwärmung

Ferner bewirkt die Reiztherapie örtlich vermehrte Durchblutung mit Erwärmung, Schmerzlinderung, Entspannung verkrampfter Muskeln und verstärkte Ableitung von Krankheitsstoffen mit Blut und Lymphe.

Einfache Formen der Reiztherapie sind die schon genannten Cremes, Salben, Einreibungen und ähnliche Zubereitungen mit Heilpflanzen sowie die verschiedenen örtlichen Wasseranwendungen.

Stärker wirken Injektionen mit Ameisensäure oder Bienengift (oft homöopathisch zubereitet) durch den Therapeuten. Die beste Wirkung erzielt man meist mit

Kantharidenpflaster

dem *Kantharidenpflaster*, das aus Spanischen Fliegen (Blasenkäfer) hergestellt wird, die den stark hautreizenden Hauptwirkstoff Kantharidin enthalten.

Anwendung

Dieses Pflaster wird nach Verordnung in der Apotheke hergestellt und auf die kranke Körperpartie gelegt, darüber kommt eine Binde, die das Pflaster fixiert. Nach etwa 5–10 Stunden, wenn ein stark umstimmender Hautausschlag entstanden ist, entfernt man das Pflaster. Der Ausschlag wird mit einem Verband bedeckt und heilt nach einigen Tagen von selbst ab. Zum Teil entnimmt der Therapeut den Inhalt der Blasen des Ausschlags und spritzt ihn ein, um die Umstimmung zu verstärken. Selbst hartnäckige schwere Gelenkleiden sprechen darauf oft noch überraschend gut an.

Baunscheidtismus

Ähnlich gut wirkt die von dem Bonner Laientherapeuten Carl Baunscheidt im 19. Jahrhundert eingeführte Sonderform der Reiztherapie. Dazu setzt der Therapeut den „Lebenswecker“ auf die erkrankte Körperpartie; dieses Gerät schnellt durch Federdruck viele feine Stahlnadeln oberflächlich in die Haut. In die kleinen Wunden reibt man das stark hautreizende Baunscheidtöl ein, das zu einem Ausschlag führt, der in wenigen Tagen von selbst abheilt. Auch dadurch lassen sich sogar noch chronische schwere Gelenkleiden beeinflussen.

Eigenblut- und Schröpftherapie

Eigenblutbehandlung

Zur *Eigenblut*-(Autosero-)*behandlung* verwendet man das Blut des Patienten als natürlichen Reizstoff. Es wird aus einer Armvene entnommen,und dann in den Gesäßmuskel injiziert; zuvor kann es noch mit UV-Strahlen behandelt oder mit Ozon, Ameisensäure, Bienengift und homöopathischen Mitteln gemischt werden, um die Wirkung zu verbessern.

Bildung von Reizstoffen

Der Körper reagiert auf das eingespritzte Eigenblut mit der Bildung von Reizstoffen, die eine deutlich umstimmende Wirkung entfalten. Außerdem kann das Immunsystem gegen im Blut vorhandene Krankheitsstoffe spezifische Abwehrkörper bilden.

Vor allem bei chronischen Gelenkentzündungen erzielt man mit der Eigenbluttherapie noch gute Ergebnisse.

Schröpfen

Das *Schröpfen* gehört z,u den ältesten Heilverfahren überhaupt. Durchgeführt wird es nach folgenden Methoden:

Unblutiges Schröpfen

- Unblutiges (trockenes) Schröpfen ohne Verletzung der Haut; dazu setzt man eine oder mehrere Schröpfglocken an und erzeugt darin ein Vakuum, das die Haut in die Glocke saugt und einen Bluterguß erzeugt.

Blutiges Schröpfen

- Blutiges Schröpfen, das in gleicher Weise erfolgt, nachdem man zuvor mit den feinen Messerchen des Schröpfschneppers die Haut oberflächlich einritzte, so daß es zur leichten Blutung kommt.

Durchblutungsanregung

Beide Formen des Schröpfens regen die örtliche Durchblutung an und führen durch ihre Reizwirkung dazu, daß sich körpereigene Stoffe mit umstimmender Wirkung bilden.

Beim blutigen Schröpfen können außerdem mit der leichten Blutung noch vermehrt Krankheitsstoffe ausgeleitet werden. Diese umfassende Wirkung empfiehlt einen Versuch mit Schröpfen bei verschiedenen Gelenkleiden, vor allem chronischen Entzündungen.

Neural-, Segment- und Störfeldtherapie

Injektion örtkich schmerzlindernder Arzneimittel

Die Linderung von Schmerzen durch Injektion örtlich schmerzlindernder Arzneimittel (Lokalanästhetika wie Procain und Lidocain) in die kranken Gelenke ist auch in der Schulmedizin gebräuchlich. Allerdings folgt man dabei nicht den Regeln der ganzheitlichen Neural-, Segment- und Störfeldtherapie.

Störfeldtherapie

Diese geht davon aus, daß Krankheiten nicht nur durch örtliche Ursachen entstehen, sondern auch von entfernten Krankheitsherden und Störfeldern ausgelöst, unterhalten und/oder verschlimmert werden können. Solche Krankheitsherde, die von den Abwehrregulationen nicht ausgeheilt, sondern nur abgekapselt werden können, befinden sich besonders häufig an den

Wurzeln chronisch vereiterter Zähne, Mandeln, Nasennebenhöhlen, vor allem bei Frauen auch in der Gallenblase. Meist erzeugen sie keine nennenswerten Symptome und werden deshalb lange nicht bemerkt. Durch Fehlsteuerungen des vegetativen Nervensystems und Streuung von Krankheitsstoffen auf dem Blutweg können sie aber in anderen Körpergebieten zu Krankheiten führen, unter anderem zu chronischen Gelenkentzündungen .

Störfelder im Körper

Außer diesen Krankheitsherden gibt es verschiedene Störfelder im Körper, vor allem alte Narben nach Verletzungen, Operationen und Impfungen. Auch sie können über das vegetative Nervensystem zu Fernwirkungen in anderen Körperregionen führen .

Suche nach Krnkheitsursachen

Zur Neural- und Störfeldtherapie muß der Therapeut zunächst gründlich nach solchen Krankheitsursachen suchen. Jeder Herd und jedes Störfeld, die dabei diagnostiziert werden, prüft man daraufhin, ob sie mit der Gelenkerkrankung in Beziehung stehen. Trifft das zu, wird eine gezielte Herd- und Störfeldtherapie eingeleitet. Grundlage bildet dabei die Injektion von Lokalanästhetika, zum Teil auch homöopathischen Wirkstoffen.

Sekundenphänomen

Wenn ein Herd oder Störfeld richtig erkannt werden, kann es schon bei der 1. Injektion schlagartig zum Verschwinden der Symptome in der entfernten Körperregion kommen; das bezeichnet man als *Sekundenphänomen*. Häufiger muß aber mehrmals injiziert werden, damit eine deutliche und anhaltende Besserung oder Heilung erzielt wird.

Wirkung der Lokalanästhetika

Die Wirkungsweise der Lokalanästhetika ist noch nicht endgültig geklärt. Vermutlich führen sie hauptsächlich dazu, daß sich durch Herde und Störfelder beeinträchtigte Energieströmungen im Körper wieder normalisieren. Außerdem kann es zu Heilreaktionen über das Nervensystem kommen.

Zum Teil genügen die Lokalanästhetika jedoch nicht zur Behandlung, sondern müssen durch andere Heilverfahren ergänzt werden. So kann man zum Beispiel Herde in Mandeln, Nasennebenhöhlen und Gallenblase chirurgisch sanieren und kranke Zahnwurzeln entfernen.

Segmenttherapie

Die *Segmenttherapie* geht von der Tatsache aus, daß der Körper ursprünglich segmental angelegt war. An der Wirbelsäule und den Rippen ist das noch deutlich erkennbar. Auch die Nervenpaare treten streng segmental aus dem Rückenmark aus, verzweigen sich dann aber so unübersichlich, daß man die Segmente nicht mehr erkennt. Die ursprünglichen Muskelsegmente werden im Verlauf der Entwicklung zu neuen Strukturen angeordnet.

Nervenverbindungen

Obwohl die Segmente also zum größeren Teil nicht mehr zu erkennen sind, bestehen doch weiterhin Nervenverbindungen zwischen Hautzonen und Muskeln oder inneren Organen. Deshalb strahlen zum Beispiel Schmerzen innerer Organe oft in entfernte Hautzonen aus. Auch bei Gelenkleiden, vor allem bei Erkrankungen der Wirbelgelenke, nimmt man oft Schmerzen in Hautzonen wahr.

Diese Zusammenhänge nutzt die Segmenttherapie zur Behandlung von außen. Dabei werden die Hautzonen, in die Schmerzen von den Gelenken ausstrahlen, durch verschiedene Techniken beeinflußt. Über die Nervenbahnen setzt sich die Wirkung dann in die erkrankten Körperregionen fort.

Injektion von Lokalanästhetika

Gebräuchlich sind zur Segmenttherapie vor allem Injektionen von Lokalanästhetika (wie bei Neuraltherapie) in die Hautzonen, ferner hautreizende Mittel, Massagen und Temperaturreize durch Wasseranwendungen.

Selbsthilfe

Grundsätzlich bleibt diese Behandlung fachlicher Verordnung vorbehalten. Aber es spricht natürlich nichts dagegen, wenn Sie zur ergänzenden Behandlung von Gelenkleiden die schmerzenden Hautzonen in der Gelenknähe oder auch weiter entfernt durch die gebräuchlichen Cremes, Salben und Einreibungen, örtliche Wasseranwendungen oder leichte Massagen selbst behandeln. Wenn die Schmerzen dadurch gelindert werden, muß der Therapeut aber davon unterrichtet werden, denn das kann auf einen Herd oder ein Störfeld hinweisen. Das läßt sich dann nicht selbständig behandeln, sondern erfordert gezielt fachliche Therapie.

Ozontherapie zur Regeneration

Ozon

Das Gas Ozon (O_3) unterscheidet sich vom normalen Sauerstoff (O_2) durch ein zusätzliches O-Atom. Deshalb ist es besonders energiereich und reaktionsfreudig. Diese Eigenschaften nutzt man auch in der Naturmedizin. Allerdings ist die Therapie umstritten, weil der Schulmedizin ausreichend wissenschaftliche Erkenntnisse zur Wirkungsweise fehlen. Die Praxis bestätigt die Wirksamkeit der Behandlung aber immer wieder.

Umstrittene Therapie

Wichtigste Heilanzeigen

Wichtigste Heilanzeigen der Ozontherapie sind zwar die verschiedenen Durchblutungsstörungen, aber auch bei Gelenkleiden kann ein Versuch angezeigt sein; das muß der Therapeut im Einzelfall entscheiden.

Anregung der Durchblutung und Stoffwechselfunktionen

Man erzielt durch Ozoninjektionen vor allem eine Anregung der Durchblutung und Stoffwechselfunktionen des Gelenks. Damit verbunden ist die vermehrte Zufuhr von Sauerstoff und Aufbaustoffen für Knochen und Knorpel. Günstige Ergebnisse beobachtet man hauptsächlich bei chronischen degenerativen Gelenkleiden durch dauernde Entzündungen oder vorzeitige Abnutzung. In solchen Fällen trägt die Ozonbehandlung mit zur Regeneration bei.

Hämatogene Oxidationstherapie

Außer Ozoninjektionen in die Umgebung kranker Gelenke ist auch eine Kombination mit der Eigenbluttherapie üblich. Bei dieser *hämatogenen Oxidationstherapie* (kurz HOT) schäumt man Blut des Patienten mit Sauerstoff auf und setzt es dann UV-Strahlen aus, damit aus dem normalen Sauerstoff zum Teil Ozon entsteht. Das so vorbehandelte Eigenblut wird dann wieder eingespritzt.

Kombination mit Eigenblut

Die Kombination von Ozon mit Eigenblut kann stärker als die reine Ozontherapie wirken. Aber auch andere Naturheilverfahren lassen sich mit der Ozonbehandlung kombinieren, z. B. Heilpflanzen, Homöopathie, Enzym- und Neuraltherapie. Die Wirkungen dieser Methoden werden durch die ergänzende Ozonbehandlung meist verbessert.

Chirotherapie an der Wirbelsäule

Einrenken von Wirbeln

Als Chirotherapie bezeichnet man ein Naturheilverfahren, bei dem Verschiebungen von Wirbeln durch spezielle Handgriffe wieder „eingerenkt“ werden. Sie können zum Beispiel durch anhaltende Fehl- und Überbelastungen der Wirbelsäule entstehen und im Lauf der Zeit zu Schäden an den Wirbelgelenken führen. Umgekehrt ist es aber auch möglich, daß erst eine Erkrankung der Wirbelgelenke die Statik der Wirbelsäule derart stört, daß es zur Verlagerung von Wirbeln kommt.

Kann Schmerzen lindern

Die Chirotherapie kann natürlich Entzündungen und Arthrosen der Wirbelgelenke nicht heilen. Aber sie trägt unter Umständen mit dazu bei, die Schmerzen zu lindern und durch Korrektur von Fehlstellungen den weiteren Krankheitsverlauf zu hemmen. Das kann nur der speziell ausgebildete Therapeut beurteilen. Häufig wird heute vor der Behandlung eine Röntgenuntersuchung vorgenommen, damit die Manipulationen gezielt erfolgen können.

In Narkose durchführen

Die Therapie führt man zum Teil in Narkose durch, weil dann die Muskulatur gut entspannt ist und den Manipulationen keinen Widerstand entgegensetzt.

Wenn die Kreuz- oder Rückenschmerzen durch Druck auf die vom Rückenmark abgehenden Nerven entstehen, kann es durch die Entlastung bereits bei der 1. Behandlung schlagartig zur Besserung kommen. Oft muß aber mehrmals behandelt werden, ehe man eine optimale Wirkung erzielt.

Kombination mit Homöopathie

Kombiniert wird die Chirotherapie mit verschiedenen anderen, gegen die Ursachen gerichteten Naturheilverfahren, z. B. Homöopathie.

Nebenwirkungen

Gegen die Chirotherapie wird oft eingewendet, daß sie zu ernsten Nebenwirkungen bis hin zur Querschnittslähmung führen kann. Das läßt sich in der Tat nicht völlig ausschließen, kommt aber relativ selten vor – insbesondere bei unsachgemäßer Durchführung der Chirotherapie. Die Risiken der korrekt angewendeten Behandlung liegen jedenfalls deutlich unter denen der gebräuchlichen chemischen Arzneimittel. Es spricht also nichts gegen einen Versuch mit Chirotherapie durch den erfahrenen Therapeuten.

Register

Gesamtprogramm

Herzinfarkt – *Wende zum gesünderen Leben,*
von Gerhard Leibold
2. Aufl., 111 Seiten, 4 Zeichn., kart.,
ISBN 3-926955-01-5
DM 19,80 ÖS 145,– SFr 19,–

Heilpflanzen – *Die wichtigsten Arten und ihre Anwendung,*
von Apotheker Mannfried Pahlow
4. Aufl., 117 Seiten, 43 Zeichn., kart.,
ISBN 3-926955-03-1
DM 18,80 ÖS 137,– SFr 18,–

Risiko Bluthochdruck,
von Gerhard Leibold
3. Aufl., 106 Seiten, 5 Zeichn., kart.,
ISBN 3-926955-06-6
DM 18,80 ÖS 137,– SFr 18,–

Arzneigewürze – *Schmackhafte Hilfen für Ihre Gesundheit,*
von Dr. Uli Mautner und Bernd Küllenberg
3. Aufl., 128 Seiten, 50 Zeichn., kart.,
ISBN 3-926955-14-7
DM 19,80 ÖS 145,– SFr 19,–

Klassische Homöopathie – *Heilen nach einem bewährten Naturgesetz,*
von Josef Rau
4. Aufl., 102 Seiten, 1 Foto, kart.,
ISBN 3-926955-19-8
DM 18,80 ÖS 137,– SFr 18,–

Ärztliche Behandlungsfehler – *Geschädigte Patienten und ihre Rechtsansprüche,*
von Dr. med. Karl Dupré
164 Seiten, kart.,
ISBN 3-926955-20-1
DM 19,80 ÖS 145,– SFr 19,–

Niedriger Blutdruck – *Hilfe durch bewährte Naturheilverfahren,*
von Gerhard Leibold
4. Aufl., 110 Seiten, 5 Zeichn., kart.,
ISBN 3-926955-21-X
DM 18,80 ÖS 137,– SFr 18,–

Innere Harmonie als heilende Lebenskraft – *Mit Übungen zum besseren Sehen,*
von Christopher Markert
168 Seiten, 20 Abb., 5 Übungskarten, kart.,
ISBN 3-926955-22-8
DM 19,80 ÖS 145,– SFr 19,–

Tai Chi für Anfänger – *Illustrierte Einführung in die chinesische Bewegungsmeditation,*
von Thomas Methfessel
5. Aufl., 144 Seiten, 170 Fotos, 10 Zeichn., kart., ISBN 3-926955-23-6
DM 24,80 ÖS 181,– SFr 23,–

Knochenentkalkung muß kein Schicksal sein – *Ursachen, Vorbeugung und Behandlung der Osteoporose,*
von Gerhard Leibold
5. Aufl., 105 Seiten, 14 Zeichn., kart.,
ISBN 3-926955-26-0
DM 18,80 ÖS 137,– SFr 18,–

Ganzheitliche Erste Hilfe – *Das praktische Hausbuch für alltägliche Erkrankungen,*
von Dr. med. Michael Nightingale
237 Seiten, 86 Zeichnungen, kart.,
ISBN 3-926955-27-9
DM 29,80 ÖS 218,– SFr 27,50

Altchinesische Heilungswege – *Das Handbuch der fernöstlichen Naturheilkunde,*
von Kai Uwe Frank
5. Aufl., 222 Seiten, 66 Abb., kart.,
ISBN 3-926955-29-5
DM 24,80 ÖS 181,– SFr 23,–

Mehr leisten ohne Tabletten – *Das 10-Wochen-Fitneßprogramm,*
von Gerhard Leibold
160 Seiten, 10 Zeichn., kart.,
ISBN 3-926955-31-7
DM 18,80 ÖS 137,– SFr 18,–

Magnetfeldtherapie – *Schmerzen lindern – natürlich und ohne Nebenwirkungen,*
von Karl-Heinz Hanusch
9., erweiterte Aufl., 99 Seiten, 7 Fotos, kart.,
ISBN 3-926955-32-5
DM 18,80 ÖS 137,– SFr 18,–

Spurenelemente – *So helfen sie Ihrer Gesundheit,*
von Dr. med. Andrew Stanway
78 Seiten, kart.,
ISBN 3-926955-33-3
DM 16,80 ÖS 123,– SFr 16,–

Diabetes naturheilkundlich behandeln – *Alternativen zur Insulintherapie,*
von Jutta Plath
2. Aufl., 131 Seiten, 27 Abb., kart.,
ISBN 3-926955-34-1
DM 19,80 ÖS 145,– SFr 19,–

Mit 40 schon an 60 denken – *Fit und gesund bis ins hohe Alter,*
von Gerhard Leibold
149 Seiten, kart.,
ISBN 3-926955-36-8
DM 19,80 ÖS 145,– SFr 19,–

Das heilende Fasten – *So stärken Sie Ihr Wohlbefinden,*
von Dr. med. Otto Buchinger und Dr. med. Andreas Buchinger

Dr. Werner Jopp Verlag Wiesbaden

9. Aufl., 130 Seiten, kart.,
ISBN 3-926955-37-6
DM 18,80 ÖS 137,– SFr 18,–

Das Anti-Rheuma-Buch – *Vorbeugen, bessern, heilen – Empfohlen vom Rheuma-Hilfswerk Deutschland e.V.,*
von Ulrike Gabs
96 Seiten, 60 meist vierfarbige Abb., kart.,
ISBN 3-926955-38-4
DM 19,80 ÖS 145,– SFr 19,–

Rückenschmerzen lindern – *Vorbeugen und behandeln mit Naturheilkunde,*
von Paul Mohr
4. Aufl., 161 Seiten, 43 Abb., kart.,
ISBN 3-926955-39-2
DM 19,80 ÖS 145,– SFr 19,–

Leben mit Asthma, Bronchitis, Emphysem,
von Professor Dr. med. Linus Geisler
4. Aufl., 174 Seiten, 37 Abb., kart.,
ISBN 3-926955-40-6
DM 24,80 ÖS 181,– SFr 23,–

Gesunde Darmflora – *Selbsthilfe bei Dysbiose und anderen Darmerkrankungen,*
von Gerhard Leibold
4. Aufl., 124 Seiten, Zeichn., kart.,
ISBN 3-926955-41-4
DM 18,80 ÖS 137,– SFr 18,–

Schöne Heilbäder in Deutschland – *Therapien, Unterkunft, Freizeit, Sport, Kultur,*
von Dr. Gerhard Eckert
4., überarb. Aufl., 180 Seiten, 60 Fotos, kart.,
ISBN 3-926955-42-2
DM 24,80 ÖS 181,– SFr 23,–

Gesund wohnen – gesund schlafen – *Elektrosmog und Wohngifte vermeiden,*
von Gottfried Joachim Wohlfeil
3. Aufl., 137 Seiten, 80 Abbildungen, kart.,
ISBN 3-926955-43-0
DM 19,80 ÖS 145,– Sfr 19,–

Frauwerden – *Was Mädchen schon immer über Menstruation, Sexualität und Schwangerschaft wissen wollten,*
von Dr. med. Wolfgang Cyran
2. Aufl., 174 Seiten, 45 Abb., kart.,
ISBN 3-926955-45-7
DM 19,80 ÖS 145,– SFr 19,–

Männerkrankheiten – *Vorbeugung und Therapie der Prostataleiden,*
von Gerhard Leibold
3. Aufl., 114 Seiten, Zeichnungen, kart.,
ISBN 3-926955-46-5
DM 19,80 ÖS 145,– SFr 19,–

Sanfte Hilfen für die Seele – *Homöopathische Therapien bei Angst, Depression und anderen psychischen Störungen,*
von Gerhard Leibold
3. Aufl., 141 Seiten, kart.,
ISBN 3-926955-48-1
DM 19,80 ÖS 145,– SFr 19,–

Milchfrei leben – glutenfrei leben – *Ratgeber für Laktoseintoleranz und Zöliakie – Mit über 100 Rezepten,*
von Nora Kircher
empfohlen von der Dt. Zöliakie-Gesellschaft,
6. Aufl., 90 Seiten, kart., zweifarbig
ISBN 3-926955-49-X
DM 19,80 ÖS 145,– SFr 19,–

Neurodermitis – *Ganzheitstherapie für Körper und Seele,*
von Gerhard Leibold
empfohlen vom Deutschen Neurodermitiker Bund e. V.
2. Aufl., 132 Seiten, kart.,
ISBN 3-926955-50-3
DM 19,80 ÖS 145,– SFr 19,–

Tarot – *Ihr innerer Spiegel – Lebenshilfe aus dem Unbewußten,*
von Dr. Klaus D. Biedermann
3. Aufl., 173 Seiten, 96 Abb., kart.,
ISBN 3-926955-51-1
DM 24,80 ÖS 181,– SFr 23,–

Die Kunst des Seins – *Eine praktische Lebenshilfe,*
von Dr. Klaus D. Biedermann
3. Aufl., 98 Seiten, kart.,
ISBN 3-926955-52-X
DM 24,80 ÖS 181,– SFr 23,–

Nie wieder erkältet – *So helfen Heilpflanzen und bewährte Familienrezepte,*
von Oliver Clark
2. Aufl., 82 Seiten, kart.,
ISBN 3-926955-53-8
DM 18,80 ÖS 137,– SFr 18,–

Arterien- und Venenleiden erfolgreich behandeln – *Arteriosklerose, Krampfadern, Thrombose,*
von Michael Anderson
2. Aufl., 165 Seiten, 50 Zeichnungen, kart.,
ISBN 3-926955-54-6
DM 19,80 ÖS 145,– SFr 19,–

Gesund durch Entsäuerung – *Das Säure-Basen-Gleichgewicht wiederherstellen und erhalten,*
von Harald Hosch
12. Aufl., 140 Seiten, Zeichn., kart., zweifar-

big, ISBN 3-926955-55-4
DM 19,80 ÖS 145,– SFr 19,–

Blasen- und Nierenerkrankungen – *Symptome, Ursachen, erfolgreiche Naturheilverfahren,*
von Gerhard Leibold
118 Seiten, 4 Zeichnungen, kart.,
ISBN 3-926955-56-2
DM 19,80 ÖS 145,– SFr 19,–

Schmerzen lindern – *Ursachen durch Ganzheitstherapie heilen,*
von Gerhard Leibold
138 Seiten, kart.,
ISBN 3-926955-58-9
DM 19,80 ÖS 145,– SFr 19,–

Cholesterinarm leben – *Praktischer Ernährungsratgeber bei zu hohen Blutfettwerten – Mit über 100 Rezepten,*
von Nora Kircher
3. Aufl., 105 Seiten, Zeichnungen, kart.,
ISBN 3-926955-59-7
DM 18,80 OS 137,– SFr 18,–

Wohlbefinden durch Duft-Qigong – *Die Wiederentdeckung der chinesischen Heilgymnastik,*
von Wenchu Jin und Dorothea Morlock
79 Seiten, 88 Fotos, 18 Zeichn., kart.,
ISBN 3-926955-60-0
DM 19,80 ÖS 145,– SFr 19,–

Kinderkrankheiten – *Homöopathische Hilfen und Hausmittel,*
von Anne Millich
5. Aufl., 137 Seiten, Zeichn., kart., zweifarbig
ISBN 3-926955-68-6
DM 19,80 ÖS 145,– SFr 19,–

Tinnitus lindern durch Laserlicht – *Die neue Kombinationstherapie bei Ohrgeräuschen, Hörsturz und Gleichgewichtsstörungen,*
von Dr. med. Lutz Wilden und Michaela Fritsch
3., verb. Aufl., 120 Seiten, Abbildungen, kart.,
ISBN 3-926955-70-8
DM 19,80 ÖS 145,– SFr 19,–

Vorsicht Lebensmittel! – *Praktische Hilfen für Ihr Kaufverhalten – Übersicht: Gesund und umweltfreundlich einkaufen,*
von Gerhard Leibold
154 Seiten, kart.,
ISBN 3-926955-71-6
DM 19,80 ÖS 145,– SFr 19,–

Kinderseelen wollen lachen – *Geschichten zur Meisterung des Lebens,*
von Anne MIllIch
97 Seiten, Zeichnungen, kart.,
ISBN 3-926955-72-4
DM 18,80 ÖS 137,– SFr 18,–

Purinarm leben – *Praktischer Ernährungsratgeber bei Gicht – Mit über 100 Rezepten,*
von Nora Kircher
2. Aufl., 115 Seiten, Zeichnungen, kart.,
ISBN 3-926955-73-2
DM 18,80 ÖS 137,– SFr 18,–

Bioresonanztherapie – *Mit körper- und substanzeigenen Schwingungen heilen,*
von Reinhold D. Will
7. Aufl., 146 Seiten, 5 Zeich., kart., zweifarb.
ISBN 3-926955-74-0
DM 19,80 ÖS 145,– SFr 19,–

Hunde naturheilkundlich behandeln – *Krankheitsvorsorge und Erste-Hilfe-Maßnahmen,*
von Sonja Jäger
172 Seiten, 5 Zeichn., kart.,
ISBN 3-926955-75-9
DM 24,80 ÖS 181,– SFr 23,–

Leber-und Gallenleiden – *Ursachen, Symptome, erfolgreiche Naturheilverfahren,*
von Gerhard Leibold
129 Seiten, Zeichn., kart.,
ISBN 3- 926955-76-7
DM 19,80 ÖS 145,– SFr 19,–

Nahrungsmittelallergien – *Ursachen, naturheilkundliche Behandlung, Ernährungsumstellung – Mit 80 Rezepten,*
von Manfred A. Ullrich
179 Seiten, kart.,
ISBN 3-926955-77-5
DM 19,80 ÖS 145,– SFr 19,–

Heilen mit Wasser – *Güsse, Bäder, Wickel, Packungen, Wärme und Kälte,*
von Michael Anderson
mit einem Nachwort von Prof. Dr. med. Klaus Miehlke
3., erweiterte Aufl., 174 Seiten, 64 Abb., kart.
ISBN 3-926955-78-3
DM 19,80 ÖS 145,– SFr 19,–

Gesund durch Teebaumöl – *Geschichte, Herstellung, praktische Anwendung, Erfahrungsberichte,*
von Alfred Binder
2. Aufl., 103 Seiten, Abb., kart., zweifarbig,
ISBN 3-926955-79-1
DM 19,80 ÖS 145,– SFr 19,–

Softlasertherapie – *Schmerzen sanft und schnell lindern,*
von Karl-Heinz Hanusch

125 Seiten, 32 Zeichnungen, kart.,
ISBN 3-926955-80-5
DM 19,80 ÖS 145,– SFr 19,–

Lexikon der Naturmedizin – *Naturheilverfahren, Krankheiten, Selbsthilfe,*
von Gerhard Leibold
194 Seiten, Zeichnungen, kart.,
ISBN 3-926955-81-3
DM 24,80 ÖS 181,– SFr 23,–

Pilzerkrankungen – *Ursachen, Symptome, erfolgreiche Naturheilverfahren,*
von Paul Mohr
105 Seiten, kart.,
ISBN 3-926955-82-1
DM 18,80 ÖS 137,– SFr 18,–

Bioenergie-Therapie – *Ein ganzheitliches Diagnose- und Behandlungskonzept,*
von Martin Keymer, Dr. med. dent. Norbert O. Schmedtmann, Reinhold D. Will
4. Auflage, 170 Seiten, 11 Zeichnungen, kart.,
ISBN 3-926955-83-X
DM 19,80 OS 145,– SFr 19,–

Vitamine – *Was, wieviel, wofür? – Mit den Empfehlungen der Deutschen Gesellschaft für Ernährung,*
von Kerstin Michalek und Martin Schambeck
104 Seiten, Tabellen, kart.,
ISBN 3-926955-84-8
DM 18,80 ÖS 137,– SFr 18,–

Kopfschmerzen und Migräne – *natürlich lindern, ganzheitlich heilen,*
von Gerhard Leibold
133 Seiten, 4 Zeichn., kart., zweifarbig,
ISBN 3-926955-86-4
DM 19,80 ÖS 145,– Sfr. 19,–

Colon-Hydro-Therapie – *Chronische Krankheiten durch Darmsanierung heilen,*
von Manfred A. Ullrich
5., erweiterte Aufl., 147 Seiten, Zeichn., kart.,
ISBN 3-926955-88-0
DM 19,80 ÖS 145,– SFr 19,–

Antioxidanzien gegen freie Radikale – *Gesünder leben mit den Vitaminen C, E und Betakarotin,*
von Stefan R. Voges
165 Seiten, Zeichn., kart., zweifarbig
ISBN 3-926955-89-9
DM 24,80 ÖS 181,– SFr 23,–

Altindische Heilungswege – *Praktische Anwendung des Ayurveda,*
von Matthias Schramm
175 Seiten, Abb., kart., zweifarbig
ISBN 3-926955-90-2
DM 24,80 ÖS 181,– SFr 23,–

Milchallergie und Laktoseintoleranz – *Praktischer Ernährungs-Ratgeber mit Einkaufshifen und über 140 Rezepten,*
von Nora Kircher
158 Seiten, 22 Zeichn., kart., zweifarbig,
ISBN 3-926955-93-7
DM 24,80 ÖS 181,– SFr 23,–

Enzymtherapie – *Vorbeugen und heilen mit lebenswichtigen Biokatalysatoren,*
von Gerhard Leibold
131 Seiten, Zeichn., kart., zweifarbig,
ISBN 3-926955-94-5
DM 19,80 ÖS 145,– SFr 19,–

Sauerstofftherapien – *Die gesunde Art, Energie zu tanken,*
von Paul Mohr
3., verb. Aufl., 141 Seiten, 23 Abb., kart.,
ISBN 3-926955-95-3
DM 19,80 ÖS 145,– SFr 19,–

Arthritis und Arthrose – *Ursachen, Symptome, ganzheitliche Behandlung,*
von Gerhard Leibold
ca. 160 Seiten, Zeichn., kart., zweifarbig
ISBN 3-926955-96-1
DM 19,80 ÖS 145,– SFr 19,–

Dr. Werner Jopp Verlag Wiesbaden